COMO MANTER O MELHOR DOS 30

Dra. Paula Cabral
Clínica Hagla

COMO MANTER O MELHOR DOS 30

Por que algumas pessoas envelhecem conservando a capacidade física e intelectual e outras não?

Saiba como os diversos conceitos apresentados como saudáveis podem estar limitando a sua qualidade de vida.

Direitos em língua portuguesa para o Brasil:
Editora Urbana
www.matrixeditora.com.br

Capa:
Darlene Fernandes Escribano

Diagramação:
Marcela Nascimento Meggiolaro

Revisão:
Alexandre de Carvalho
Otacílio Nunes

Dados Internacionais de Catalogação na Publicação (CIP)
SINDICATO NACIONAL DOS EDITORES DE LIVROS, RJ

Cabral, Paula

Como manter o melhor dos 30 / Paula Cabral. - São Paulo : Urbana, 2010.

1. Saúde. 2. Longevidade. I. Título: Como manter o melhor dos trinta.

10-5086. CDD: 613

CDU: 613

Aos meus pais, Barbara e Wilson, que sempre me incentivaram a buscar desafios.

Ao meu marido, Waldir, que me freia, me empurra, me acompanha e me critica, tornando nosso casamento de 25 anos nada monótono.

Ao meu filho, Waldir Neto, que me incentiva na busca de novos conhecimentos e me acompanha nas atividades mais ousadas.

Ao meu irmão Roberto, que me questiona na busca por respostas.

À minha irmã Kátia, que me mostra um outro lado da vida.

Aos pacientes que me motivam a encontrar soluções para os seus problemas.

À minha equipe (Ingrid, Keila, Vanessa, Carolina, Fátima, Fernanda e Cláudia), por sua dedicação, pessoas que sabem suprir as necessidades quando preciso estudar, e em especial à Viviane, pela eficácia no processo decisório, e à dra. Karine, pelo seu comprometimento.

PREFÁCIO

Adentramos uma nova era em que o envelhecimento humano está deixando de ser um fato pontual para se tornar absolutamente trivial e corriqueiro.

O mundo experimenta o que podemos chamar de pandemia do envelhecimento, implicando enormes custos biopsicossociais. A expansão da longevidade humana não está sendo acompanhada da melhoria da qualidade de vida. Pessoas envelhecem e perdem, concomitantemente, a inalienável prerrogativa de permanecer saudáveis. O resultado é um processo de envelhecimento associado a uma gradual e cumulativa redução da capacidade funcional e da qualidade de vida.

Na atualidade, 80% do orçamento dos sistemas de saúde do mundo é gasto nos dois últimos anos de vida das pessoas, por estarem acometidas com o que equivocadamente costumamos chamar de doenças "inevitáveis" da velhice.

Se não for adotada uma política global baseada na medicina preventiva, que propicie não só mais longevidade, mas, principalmente, a melhoria da qualidade de vida, em breve teremos uma população mundial cada vez mais velha e doente, com a consequente ruptura do equilíbrio já frágil dos sistemas de saúde.

Os Estados Unidos gastam quase 800 bilhões de dólares por ano só em tratamentos de doenças características da velhice. Para se ter uma ideia desse valor, basta dizer que o total de nossas exportações é de 100 bilhões de dólares, isto é, os norte-americanos gastam quase oito vezes mais do que o Brasil exporta, só com esse tipo de ação. Cerca de um terço dos americanos toma remédios para doenças consideradas inevitáveis da velhice, e 50% deles desenvolvem o mal de Alzheimer quando ultrapassam os 80 anos. Essa situação se torna alarmante quando se sabe que três entre quatro americanos nascidos hoje ultrapassarão os 100 anos de idade. São números assombrosos!

Segundo a Comissão para o Estudo do Envelhecimento Mundial, o sistema de saúde americano, se não for capaz de se adequar às demandas de um novo cenário de rápidas mudanças, estará totalmente quebrado em menos de duas décadas.

O Brasil já está inserido no contexto dessa nova realidade. Segundo o IBGE, a população que tem mais de 65 anos no Brasil cresce 25 vezes mais rápido do que a população jovem, que tem até 19 anos. Analisando os números de forma global, a população de jovens cresceu 3%, e a de velhos, 68%. No Brasil, a expectativa de vida hoje é de 71,6 anos, com uma margem de sobrevida ainda maior se considerarmos apenas as mulheres. Isso acarreta uma mudança significativa na distribuição da força de trabalho. Na década de 70, tínhamos 38 trabalhadores para 1 aposentado, e estima-se que em 2007 havia 6 trabalhadores para cada aposentado. Cada vez teremos menos gente jovem para pagar por um número maior de aposentadorias dos mais velhos. Essa já é a realidade nos países desenvolvidos: as pessoas deixam de trabalhar em média cinco anos mais cedo, enquanto a taxa de natalidade vem caindo assustadoramente. O pior é que essa população de velhos não é saudável. Hoje se sabe, por exemplo, que 83% da população de brasileiros é sedentária, 60% está acima do peso, 23% é obesa e 29% é hipertensa.

Tudo isso significa que os critérios da medicina social e das políticas públicas de saúde deverão ser repensados e reavaliados com as maiores brevidade e prontidão possíveis.

A ênfase não pode mais ser apenas na medicina curativa, que é muito dispendiosa. Temos de lidar com um tipo de medicina preventiva, voltada à manutenção da saúde e não só à cura de doenças. É claro que jamais poderemos prescindir da medicina curativa. Mas para lidar com essa nova realidade é necessária a adoção de um modelo de medicina de maior abrangência, mais eficaz e que possibilite uma longevidade mais saudável.

Para que essa meta seja viabilizada, é necessária a capacitação e preparação do médico, dotando-o de novas habilidades e conhecimentos que lhe permitam responder adequadamente a essa nova demanda.

O médico não pode mais ser um simples tratador de doenças. Esse profissional tem que ser reinventado e assumir primariamente o papel de promotor de saúde.

Por outro lado, o público usuário potencial das novas descobertas e avanços da ciência médica precisa ser comunicado de forma aguda, sistemática e eficaz de que existem novos métodos testados, comprovados e validados de promover um envelhecimento mais saudável, feliz, digno e produtivo.

Apresentando uma análise inteligente, isenta, instigante, multidisciplinar e abrangente desses novos cenários e das mais recentes conquistas e evoluções biotecnológicas que podem conduzir a um envelhecimento mais saudável, e escrita em linguagem clara e convidativa a uma profunda reflexão sobre o macrocaos e o microcaos da saúde em que as sociedades humanas em todo o planeta estão hoje inseridas, esta importante obra da dra. Paula Cabral já nasce com os atributos intrínsecos que a qualificam fortemente ao sucesso.

Neste livro, o leitor é convidado por diversas vezes a se defrontar com a necessidade de desconstruir uma vasta gama de verdades obsoletas que, desafortunadamente, ainda vigoram nos redutos e fortalezas mais tradicionais da ciência médica e que, mais grave ainda, impedem o acesso de milhões de pessoas ao redor de todo o mundo a um novo universo de poderosos conhecimentos e aplicações práticas da compreensão da fisiologia do envelhecimento, que poderiam estar salvando milhares de vidas neste exato momento.

Desejo emprestar à dra. Paula as minhas mais sinceras congratulações pela coragem, precisão, zelo, denodo e destemor com que ousou confrontar verdades carcomidas pela voracidade do tempo e pelo peso avassalador das novas evidências.

É mais do que oportuno o momento de trazer à tona e à apreciação da sociedade brasileira essas ideias revolucionárias que simplesmente não podem mais ficar restritas a um universo de meia dúzia de privilegiados.

É fundamental que a sociedade brasileira exerça de forma isenta e equilibrada o direito de conhecer os dois lados da moeda, única forma de elevar o seu senso crítico, expandir a sua capacidade analítica e, finalmente, tomar decisões justas e sensatas que podem modificar radicalmente a forma, a qualidade e a intensidade com que estamos envelhecendo.

Sabemos hoje, de forma clara e contundente, que a genética não é o fator mais importante na promoção da longevidade. Muito pelo contrário: a genética só influencia em 30% a nossa longevidade. Cerca de 70% da nossa qualidade de vida ao longo do envelhecimento se deve ao nosso estilo de vida. Isso significa que é a soma das nossas escolhas diárias o fator de maior peso e interferência em quanto e como podemos viver. E boas escolhas estão indissociavelmente atreladas à qualidade da informação.

Tudo isso significa que as fontes de onde estamos hoje obtendo as informações que amanhã irão repercutir na qualidade do nosso envelhecimento assumem papel muitas vezes mais importante na nossa vida do que a complexidade, modernidade, aparelhagem, instrumentação ou sofisticação dos equipamentos de saúde.

Ao leitor, reitero a necessidade de se lançar à leitura das próximas páginas com a alma desarmada e, principalmente, preparado para adentrar um mundo totalmente novo, surpreendente, por vezes até mesmo chocante.

De uma coisa podemos todos ter certeza: a conclusão da leitura desta obra nos remete a um ponto de onde não existe mais retorno.

As decisões e escolhas alicerçadas nos conhecimentos e informações que se perfilam de forma clara, farta e profusa nas próximas páginas irão modificar radicalmente a sua postura, a sua compreensão do envelhecimento, a qualidade dos seus anos vindouros e a sua própria vida.

Uma ótima leitura!

Dr. Ítalo Rachid

Líder do grupo de estudo médico multidisciplinar Longevidade Saudável, que difunde o conhecimento médico sob outro foco.

Médico e introdutor do movimento Anti-Aging no Brasil.

A VELOCIDADE DO CONHECIMENTO

Por André Leon Sampaio Gradvohl
(Doutor em Telecomunicações pela Unicamp, mestre em Engenharia Eletrônica e Computação pelo ITA e graduado em Computação pela Universidade Federal do Ceará.)

O que chamamos de resultados são começos.
(Ralph Waldo Emerson)

Antes de iniciar o conteúdo deste livro, é preciso enxergar o cenário global para entender como o que chamamos de "facilidades e progresso" acabou mudando a nossa qualidade de vida.

Em 1984, o escritor canadense William Gibson publicou *Neuromancer.* Nesse livro, em que cunhou o termo "ciberespaço", o autor descreve uma sociedade que se vê imersa em um mundo tecnológico e utiliza um espaço digital de interação e comunicação entre as pessoas. A ficção daquela época hoje é fato.

O espaço digital descrito por Gibson, a internet, hoje é acessado por 1,5 bilhão de usuários e cresce exponencialmente, tanto em número de servidores quanto em número de pessoas que os acessam.

Para ter uma ideia da dimensão desse crescimento, o número de servidores ligados à internet, em 1984, era mil; em 1992, era 1 milhão; em 2008, 1 bilhão. Hoje, estima-se que quatro exabytes (4 x 10^{19} bytes) de informações novas serão geradas neste ano. Isso é mais informação do que a quantidade gerada nos últimos 5 mil anos.

Em termos de audiência, enquanto o rádio demorou 38 anos para atingir 50 milhões de pessoas, a *world wide web* demorou apenas quatro anos e o iPod – tocador de música em formato digital – apenas três anos.

O gráfico a seguir mostra o tempo para algumas tecnologias atingirem a audiência de 50 milhões de usuários.

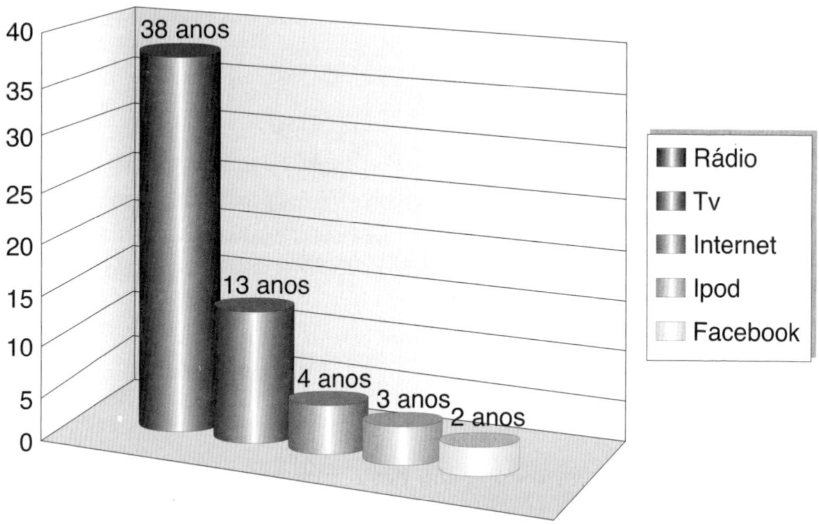

Só para termos uma ideia de como o acesso à informação mudou:

A primeira mensagem de texto comercial foi enviada em dezembro de 1992. Hoje, o número de mensagens enviadas excede a população do planeta.

Estima-se que hoje a quantidade de informações veiculadas em uma semana no site do jornal *The New York Times* é maior do que a quantidade de informações que uma pessoa obtinha ao longo de toda a sua vida no século XVIII.

A quantidade de novas informações técnicas está dobrando a cada dois anos. Isso significa que, para estudantes que estão fazendo um curso técnico de quatro anos, grande parte do que eles aprenderam no primeiro ano estará obsoleto no final do terceiro ano.

Existem mais de 200 milhões de pessoas cadastradas no MySpace, um site de relacionamentos, ou seja, se fosse um país, seria o quinto maior do mundo em população (entre Indonésia e Brasil).

O site YouTube apresenta 100 milhões de vídeos por dia.

Arno Penzias, laureado com o Prêmio Nobel de Física em 1978, afirmou que "a internet ignora os três conceitos básicos da física: o tempo, a massa e o espaço". Como tudo no mundo digital é representado em bits (a massa), a quantidade de matéria deixa de ocupar espaço físico e passa a ocupar o espaço cibernético. A informação também deixa de ocupar páginas de livros, revistas ou quaisquer outras publicações para ocupar um lugar no mundo virtual.

O acesso à informação é uma ferramenta, e para entender como essa ferramenta funciona, seria necessário aprofundar alguns termos técnicos. Esses conceitos estão detalhados no Anexo 1 das considerações finais, para que o leitor entenda como a informação consegue difundir tão rapidamente seus conceitos.

Na área de saúde, por exemplo, a parte responsável por esses avanços é chamada de engenharia biomédica, e integra conhecimentos de várias outras áreas como informática, engenharia, física médica, biomatemática, medicina, entre outras. A engenharia biomédica ainda se subdivide em quatro outras:

- Bioengenharia, que estuda o funcionamento de células especializadas como neurônios ou células cardíacas com auxílio de simulações e modelos matemáticos.
- Engenharia de reabilitação, que desenvolve sistemas eletrônicos e mecânicos que melhorem as condições de vida dos deficientes.

- Engenharia médica, que projeta tecnologias para instrumentação eletrônica de sensores, próteses etc.
- Engenharia clínica, que certifica e faz ensaios de equipamentos médicos, incluindo projeto, adequação e execução de instalações.

Um exemplo com aplicação prática dessa tecnologia é a robótica, que não se reduz apenas a fios, engrenagens e hastes conectadas, mas engloba mecânica, eletrônica e computação, integrando sistemas compostos por máquinas e partes mecânicas automáticas e controladas por circuitos integrados, tornando sistemas mecânicos motorizados, controlados por circuitos elétricos.

Cirurgias médicas podem ser realizadas através de um braço mecânico (com uma microcâmera acoplada), que se movimenta de acordo com as instruções do cirurgião. Isso reduz o tempo da intervenção e o risco de infecções.

Interface entre pessoas e a máquina

Essas interfaces podem servir como muito mais do que simples meios para interação. Elas podem ajudar a contornar problemas físicos ou ampliar a capacidade humana. O uso de interfaces na medicina não pretende curar as doenças limitantes, pretende estabelecer novas conexões com a ajuda de microprocessadores.

Mão artificial com sensibilidade

Em 2009, equipes de cientistas da Itália e da Suécia realizaram o implante de uma prótese de mão robótica com sensibilidade. Segundo os pesquisadores, a nova mão robótica possui quatro motores elétricos e quarenta sensores. Esses motores e sensores são ativados quando pressionados contra um objeto. Os sensores enviam os sinais captados para os nervos, ativando a rota até o cérebro, permitindo que o paciente sinta o objeto como se tivesse de volta sua mão natural.

O primeiro paciente a testar a invenção foi um rapaz de 22 anos, Robin Af Ekenstam, que perdeu a mão há três anos por causa de um câncer agressivo. O procedimento ligou terminações nervosas do braço a microrreceptores na mão robótica.

A mão robótica apresentada reproduz todos os movimentos de uma mão natural, além de trazer as sensações ambientais e o sentido do tato. O projeto deseja criar um implante artificial que permita reconquistar a maior parte das funcionalidades do membro perdido.

O dr. Goran Lundborg, juntamente com outros pesquisadores da Universidade de Lund, na Suécia, acredita que o próximo desafio a ser vencido será miniaturizar os motores e os cabos.

Olho biônico

Em 2002, com financiamento da National Science Foundation americana e do U.S. Department of Energy Artificial Retina Project, uma equipe de pesquisadores de onze instituições restituiu a visão a dezenas de pacientes nos Estados Unidos, Europa e México.

O projeto começou com o oftalmologista Mark Humayun, professor de oftalmologia e engenharia biomédica no Doheny Eye Institute de Los Angeles, Califórnia, e o engenheiro eletricista Wentai Liu, da North Carolina State University, que o ajudou a construir um sistema elétrico para substituir a retina.

O desafio seria fazer um implante pequeno o suficiente para caber dentro do globo ocular e que, para reduzir o risco de infecção, não usaria fios para transmitir dados ou energia.

A americana Linda Moorfoot ficou totalmente cega por mais de uma década devido à retinite pigmentosa, uma condição genética, e em 2004 foi uma das primeiras pacientes a testar o Argus 16, um modelo com apenas dezesseis eletrodos. A transferência de energia sem fios usou duas bobinas para criar um campo magnético, que seria convertido em eletricidade. No total, seis pacientes receberam implante do Argus 16.

Moorfoot uma vez se esqueceu de desligar a câmera enquanto estava numa montanha-russa da Disneylândia. Ela fechou os olhos durante o passeio, mas continuou enxergando.

Após o sucesso do Argus 16, o Argus II começou os ensaios clínicos em 2006, com sessenta eletrodos e um receptor do tamanho de uma aspirina.

O americano Dean Lloyd, de 68 anos, vítima também da retinite pigmentosa, implantou o Argus II em 2007. No total, dez pacientes receberam um implante.

O mundo através da Argus pode ser visto como uma imagem em preto e branco com bastante contraste, mas sua resolução não é alta.

O dispositivo Argus depende de uma câmera de vídeo que é construída em um par de óculos para capturar imagens. O grande objetivo da equipe é desenvolver um dispositivo com mais de mil eletrodos que possam caber dentro do olho com câmera e tudo. O projeto permitirá que os usuários tirem partido dos movimentos do olho em vez de precisar virar a cabeça para digitalizar os objetos.

Interface entre o cérebro e a máquina

Nessa área, alguns dos avanços previstos incluem ainda uma interface direta do robô com o cérebro do responsável pela operação do autômato. Com isso, novas próteses mais inteligentes podem surgir, facilitando a adaptação do usuário.

O neurocientista brasileiro Miguel Nicolelis chefia um grupo de 30 pesquisadores no Centro de Neuroengenharia da Universidade Duke, na Carolina do Norte (EUA). Nicolelis pesquisa a possibilidade de integrar o cérebro às máquinas através do desenvolvimento de próteses neurais totalmente movidas por meio das ondas cerebrais, permitindo que pessoas com paralisias ganhem de novo o potencial de movimento.

Nicolelis afirma que o cérebro humano não é formado por "casinhas" isoladas, cada uma com a responsabilidade de controlar diferentes funções do corpo. Na visão do brasileiro, as funções do corpo não são determinadas "pela geografia", mas sim "pelas demandas que se impõem ao cérebro".

Segundo Nicolelis, quando alguém perde a função visual, a função tátil se distribui para todo o córtex cerebral, inclusive para o córtex visual. O cérebro tem a função de "remapear o mundo".

Com essa afirmação, ele se opõe aos estudos de Korbinian Brodmann sobre organização cerebral, que completaram um século em 2009.

Para que a interface cérebro e máquina se torne viável, é preciso que o cérebro receba e "entenda" os sinais emitidos pelos aparelhos e vice-versa. O pensamento é uma onda de milivolts se espalhando pelo cérebro numa escala de tempo de milissegundos. O pensamento, portanto, é um campo magnético e elétrico difícil de medir.

Em 2008, a equipe conseguiu fazer um robô de oitenta quilos e um metro e meio de altura andar usando apenas a força do pensamento de uma macaca. O incrível é que o animal estava num laboratório na Carolina do Norte, EUA, enquanto o robô estava no Japão. Com esse feito, o nome de Nicolelis já é ventilado como indicação ao Prêmio Nobel.

Você pode não conseguir entender como um documento passado por fax, e-mail ou torpedo chega ao seu destino; como fala ao telefone com outra pessoa; como um *download* chega ao seu computador; como a internet permite sua conexão com o mundo; mas não pode dizer que essa tecnologia não existe, pois faz uso dela.

Pode parecer futurista, mas essa já é a nossa realidade.

A IMPLEMENTAÇÃO DO CONHECIMENTO

Podemos escolher recuar em direção à segurança ou avançar em direção ao crescimento. A opção pelo crescimento tem que ser feita repetidas vezes, e o medo tem que ser superado a cada momento.
(Abraham Maslow)

O importante é compreender que o acesso à informação não significa aquisição de conhecimento, e para que esse conhecimento seja útil é preciso torná-lo prático e viável. Isso se chama implementação.

Na época pré-cristã os hospitais da Grécia eram um misto de hospital e templo. Há 2.500 anos, Hipócrates proporcionou a mudança da medicina mágica para a medicina racional, quando instituiu a anamnese (histórico médico), exame clínico e observação clínica da história da doença.

A expectativa de vida, na antiguidade, era baixa em virtude da imensa mortalidade infantil, que diminuiu à medida que uma alimentação de transição foi adotada. Posteriormente, com a melhoria das condições de higiene, da água potável e da qualidade da alimentação, a expectativa de vida aumentou pelo recuo da miséria.

Posteriormente, o isolamento dos doentes contagiosos e a impotência diante das enfermidades despertaram a observação, o que instituiu as noções de assepsia e os estudos para erradicação de doenças como a peste, lepra, varíola, cólera, malária e tuberculose. Apesar dos resultados da implementação, a maior barreira no passado era a precária difusão do conhecimento.

Em 1930, o austríaco Karl Landsteiner recebeu o Nobel de Fisiologia ou Medicina pela descoberta dos grupos sanguíneos e explicou então por que algumas pessoas morriam depois de transfusões de sangue e outras não.

Imagine quantas pessoas morreram por causa de transfusões sanguíneas!

Em 1913, o francês Charles Robert Richet recebeu o Prêmio Nobel de Fisiologia ou Medicina por descobrir a anafilaxia, que é uma reação alérgica sistêmica, severa e rápida a uma determinada substância chamada alérgeno, caracterizada por diminuição da pressão arterial, taquicardia e distúrbios gerais da circulação sanguínea, acompanhados ou não de edema de glote.

Quarenta e quatro anos depois...

Em 1957, o suíço naturalizado italiano Daniel Bovet recebeu o Prêmio Nobel por ter sintetizado o primeiro anti-histamínico clinicamente disponível.

Imagine quantas pessoas morreram por causa de doenças alérgicas até o acesso a um anti-histamínico em 1957!

Em 1923, o canadense Frederick Grant Banting, juntamente com o inglês John James Richard Macleod, receberam o Nobel de Fisiologia ou Medicina por descobrirem a insulina. A partir desse momento a insulina se tornou comercialmente disponível, mas, sendo extraída do pâncreas de animais abatidos, não era igual ao hormônio humano, provocando efeitos colaterais.

Em 1958, Frederick Sanger, do Reino Unido, recebeu o Prêmio Nobel por determinar a estrutura molecular da insulina.

Quarenta e sete anos depois...

Somente no fim dos anos 1970 foi possível produzir insulina idêntica à humana (bioidêntica), através da recombinação de DNA no interior de uma bactéria.

Antes de 1923 não havia tratamento para o diabetes. Depois da descoberta da insulina, demorou 44 anos para se conseguir sintetizar uma substância compatível com o nosso organismo.

Em 1928, Alexander Fleming descobriu a penicilina ao observar que as colônias de bactérias não cresciam próximo ao mofo de algumas placas de cultura. No ano seguinte, publicou os resultados desses estudos, mas não obteve reconhecimento nem recursos financeiros para aperfeiçoar o produto.

Onze anos depois...

Em 1939, a penicilina foi transformada em medicamento antibiótico, com o apoio dos cientistas Howard Walter Florey e Ernst Boris Chain.

Seis anos depois...

Fleming, Florey e Chain recebem juntos o Nobel de Fisiologia ou Medicina de 1945 pela descoberta da penicilina.

Até então, morrer de infecção fazia parte da vida, mas imaginem quantas pessoas morreram desnecessariamente durante esses onze anos entre a descoberta da penicilina em 1928 e a sua disponibilidade em 1939!

A descoberta dos antibióticos mudou o prognóstico das doenças infecciosas, mas para implementá-los foi necessário um forte motivo: a Segunda Guerra Mundial.

Vamos perceber com essa retrospectiva que muitas coisas só mudam sob pressão. Imagine a dor e a cobrança das famílias ao conviverem com a morte de seus entes queridos, não só no campo de batalha, mas na impotência diante das infecções. Imagine, a opinião pública em relação ao Estado. Imagine, por outro lado, a oportunidade para quem investisse nesse campo. Assim, juntou-se a necessidade a um conjunto de interesses.

Podemos até pensar que a implementação do conhecimento no mundo moderno é mais rápida, mas, analisando friamente, você acha que hoje é diferente?

A globalização na ciência proporcionou o intercâmbio de cientistas de diversas nacionalidades e a formação de bancos de dados que hoje podem ser consultados por qualquer pessoa.

Uma vez que essa troca de informações acontece, não é mais possível deter o acesso ao conhecimento e suas consequências, mas isso também significa que a aplicação desse conhecimento depende da sua implementação.

Hoje, o conhecimento está disponível e a solução para muitos problemas também, mas quando isso prejudica os interesses financeiros, não tem divulgação nem patrocínio, e esse passa a ser o maior empecilho para o usufruto dos benefícios.

Por exemplo: sabemos que o plástico é um problema cumulativo por causa do seu tempo de degradação, duzentos a quinhentos anos. Também sabemos que 100 milhões de toneladas de resíduos plásticos flutuam no Oceano Pacífico, interferindo no futuro do planeta. Se esses resíduos não são reciclados nem degradados à proporção em que são produzidos, a solução lógica seria criar alternativas mais ecológicas (e mais caras por causa do processo de adaptação e da tecnologia), para interromper a produção desse tipo de plástico. Simples, mas pararia o mundo! Quase tudo à nossa volta é feito de plástico. Nesse caso, quando existe o interesse comercial, não basta a informação, é preciso ocorrer uma situação de pressão mundial, ou seja, uma tragédia.

Então, o que muda com a informação sem implementação? As pessoas! Um indivíduo que enxerga além da dimensão convencional não consegue mais viver normalmente fazendo de conta que a informação não existe. É por causa dessas pessoas proativas que o mundo evolui.

Podemos afirmar sem medo que um detalhe, uma nova visão ou uma nova descoberta pode mudar profundamente o nosso contexto de vida. O que parece ser uma descoberta simples pode revelar um mundo com perspectivas bem diferentes do motivo que levou à investigação original.

Camillo Golgi, em 1872, começou a trabalhar no pavilhão de incuráveis de um hospital de Abbiategrasso, na Itália, e, apesar dos escassos meios com que contava, desenvolveu o método da coloração com o nitrato de prata, que provocou uma revolução no estudo laboratorial dos tecidos nervosos. Empregando esse método, identificou uma classe de células nervosas dotadas de extensões (ou dendritos) mediante as quais se ligam a outras células nervosas. Essa descoberta permitiu a Wilhelm von

Waldeyer-Haltz formular a hipótese de que as células nervosas são as unidades estruturais básicas do sistema nervoso, hipótese que mais tarde o espanhol Santiago Ramón y Cajal demonstraria.

Trinta e quatro anos depois...

Ramón y Cajal e Golgi compartilharam o Nobel de Fisiologia ou Medicina de 1906.

Vinte e seis anos depois...

Edgar Douglas Adrian, em conjunto com Charles Sherrington, foi agraciado com o Nobel de Fisiologia ou Medicina de 1932, pela sua investigação sobre as funções dos neurônios.

Quatro anos depois...

O alemão Otto Loewi, juntamente com o inglês Henry Hallett Dale, recebeu o Nobel de Fisiologia ou Medicina de 1936, por pesquisar as transmissões dos impulsos nervosos.

Os estudos sobre a dinâmica cerebral parecem um grande quebra-cabeça, pois as funções básicas dos hemisférios direito e esquerdo do cérebro, que "teoricamente" já estariam estabelecidas, parecem conflitar com a realidade de alguns pacientes acidentados que "deveriam" apresentar tal lesão, sugerindo uma capacidade de criar novas conexões ou utilizar novos caminhos. Ao mesmo tempo, observa-se que cada cérebro é como se fosse uma impressão digital. De acordo com a frequência de solicitação de diferentes informações, cada pessoa vai refinando sua rede de conexões e estabelecendo vias que podem se tornar rápidas, como nos movimentos repetitivos (memória muscular), vias especializadas como na busca de informações armazenadas, ou novas vias no caso de um novo aprendizado. Por isso, você não tem que ser bom para aprender algo. Tem que começar para ser bom em alguma coisa.

Setenta e quatro anos depois da descoberta do impulso nervoso, sabemos que ele é apenas a ponta do iceberg. Sabemos que o cérebro se comporta como um escritório central, que recebe estímulos e delega ordens por meio de inúmeras conexões (eletroquímicas) a seus subordinados (tecidos e órgãos) e que tem alguns escritórios com autonomia para coordenar suas próprias funções (sim, pois alguns órgãos hoje estão sendo considerados cérebros secundários).

Sabemos pouco sobre a regeneração do tecido nervoso, mas ela é possível em laboratório em certos meios de cultura. Também sabemos que algumas substâncias são capazes de aumentar as ramificações nervosas e a condutibilidade eletroquímica. Porém, a observação de que o organismo se constrói a partir de um grupo de células, após a fecundação, desencadeou a curiosidade de saber se poderíamos consertá-lo com recursos dele mesmo, abrindo uma nova perspectiva para a regeneração de tecidos.

Você sabe o que é uma célula-tronco?

Células-tronco são células "em branco", como um *microchip* vazio, que pode ser programado para realizar diferentes tarefas de forma especializada. As células-tronco não têm uma função específica, mas sob determinadas condições podem ser estimuladas a formar órgãos e tecidos especializados. São autossustentáveis e podem se multiplicar por longos períodos de tempo.

Todos os seres humanos começam suas vidas como uma única célula, chamada de zigoto, que é formada pelo conhecido processo de fertilização. O zigoto se divide e forma então duas novas células, que por sua vez se dividem novamente e assim por diante... Aproximadamente cinco dias após a concepção, temos uma massa esférica, chamada de blastocisto, contendo em torno de 150 células agrupadas. O blastocisto é menor que um grão de areia e possui dois tipos celulares, o trofoblasto e a massa celular interna. As células-tronco embrionárias são aquelas que constituem a massa celular interna do blastocisto (pluripotente) e têm potencial para se transformar em uma variedade de tipos celulares especializados, de qualquer órgão ou tecido do organismo.

As células-tronco também podem ser obtidas do cordão umbilical do recém-nascido, sendo que mais recentemente os cientistas as identificaram também no líquido amniótico e no tecido dentário de recém-nascidos. Nos tecidos adultos são encontradas em pequenas quantidades. São células indiferenciadas ("em branco"), encontradas em um tecido especializado, que podem se diferenciar para produzir o tipo de célula especializada do tecido do qual se origina.

Um dos principais obstáculos é a dificuldade em se identificar células-tronco em tecidos adultos, pela variedade de tipos celulares, envolvendo um extenuante trabalho de pesquisa. As células-tronco fetais e embrionárias são mais versáteis, porém sua diferenciação é mais difícil de controlar.

Quando a identificação e a diferenciação forem controladas, essas células terão que se integrar ao tecido do receptor e "aprender" a funcionar harmonicamente com as células naturais do organismo.

A substituição de células doentes por outras saudáveis e funcionais, produzidas a partir das células-tronco, é chamada de "terapia celular". É semelhante ao processo dos transplantes, com a diferença de que se utilizam células em vez de órgãos.

Por que isso é importante? Porque aumenta a perspectiva no tratamento de doenças degenerativas como:

- Câncer – para reconstrução dos tecidos.
- Doenças do coração – para reposição do tecido isquêmico com células cardíacas saudáveis e para o crescimento de novos vasos.
- Osteoporose – por repor a massa óssea com células novas e fortes.
- Doença de Parkinson – para reposição das células cerebrais produtoras de dopamina.
- Diabetes – para infundir o pâncreas com novas células produtoras de insulina.
- Cegueira – para repor as células da retina.
- Danos na medula espinhal – para reposição das células neurais da medula espinhal.
- Doenças renais – para repor as células e tecidos dos rins.
- Doenças hepáticas – para repor as células e tecidos hepáticos.
- Esclerose lateral amiotrófica – para a geração de novo tecido neural ao longo da medula espinhal e do corpo.
- Doença de Alzheimer – reposição das células cerebrais.
- Distrofia muscular – para reposição de tecido muscular, possivelmente carreando genes que promovam a cura.
- Osteoartrite – para ajudar o organismo a desenvolver nova cartilagem.

- Doença autoimune – para repopular e coordenar as células do sistema imune.
- Doença pulmonar – para o crescimento de um novo tecido pulmonar.

Pensa que isso só ocorre em países do Primeiro Mundo?

Em 2 de fevereiro de 2005, o ministro da Saúde, Humberto Costa, anunciou durante solenidade no Instituto Nacional de Cardiologia de Laranjeiras (INCL), no Rio de Janeiro, o início do maior estudo com células-tronco adultas para tratamento de doenças do coração já realizado no mundo – chamado de Estudo Multicêntrico Randomizado de Terapia Celular em Cardiopatias. O estudo envolveu recursos da ordem de R$ 13 milhões, e foi patrocinado pelo Ministério da Saúde.

A pesquisa envolve grupos de portadores de quatro diferentes doenças: infarto agudo do miocárdio, doença isquêmica crônica do coração, cardiomiopatia dilatada e cardiopatia chagásica. O objetivo do trabalho é comprovar os resultados já obtidos em pesquisas isoladas e verificar a viabilidade da substituição dos tratamentos cardíacos tradicionais (inclusive o transplante de coração) pela terapia com células-tronco.

As pesquisas com células-tronco embrionárias, pela Lei de Biossegurança (Lei 11.105/05), foram aprovadas no dia 24 de março de 2005.

Na época da aprovação da Lei, o Ministério da Saúde e o Ministério da Ciência e Tecnologia, por meio do Conselho Nacional de Desenvolvimento Científico e Tecnológico (CNPq), anunciou um edital no valor de R$ 5 milhões para financiar estudos com células-tronco e que, dependendo da negociação entre os ministérios, esses valores poderiam ser ampliados para R$ 8 milhões.

Em 29 de maio de 2008, o plenário do Supremo Tribunal Federal decidiu que as pesquisas com células-tronco embrionárias não ferem a Constituição, colocando o Brasil na vanguarda das pesquisas.

Com a decisão, o Brasil é o primeiro país da América Latina a permitir as pesquisas com células-tronco e, no mundo, o 26º. Entra no rol de países como Finlândia, Grécia, Holanda, Japão, Austrália, Canadá, Coreia do Sul, Estados Unidos, Reino Unido e Israel.

No Brasil já existe tratamento com células-tronco para pacientes que assinam um termo de consentimento e concordam em participar desses estudos clínicos.

Por acaso você acha que as células-tronco vão ser o futuro? Saiba que esse é o presente a que ainda não temos acesso.

Em novembro de 2007, no congresso da Associação Americana do Coração, em Orlando, nos Estados Unidos, foi apresentada uma pesquisa realizada na Finlândia comprovando a eficácia do implante de células-tronco do próprio paciente, colhidas da medula óssea e implantadas no coração logo após o infarto agudo.

O momento de iniciar a terapia celular parece ser crítico. Pesquisadores do Reino Unido falharam ao tentar regenerar áreas já cicatrizadas no músculo cardíaco, enquanto no momento pós-infarto o objetivo é regenerar a área que se transformará em cicatriz e ficará inativa.

Um ano depois...

Em novembro de 2008, a revista médica britânica *The Lancet* divulgou o primeiro transplante de traqueia, feito com engenharia tecidual, numa mulher de 30 anos. A equipe de pesquisadores espanhóis, ingleses e italianos inicialmente utilizou a traqueia de um doador que havia morrido recentemente, e por meio de enzimas e de outras substâncias químicas eles retiraram todas as células do doador da traqueia, deixando apenas a estrutura de colágeno, chamada de matriz. Posteriormente, as células-tronco da medula óssea da própria paciente foram retiradas, cultivadas ao longo de quatro dias e colonizaram a estrutura matriz. Finalmente, o brônquio esquerdo lesado foi retirado e substituído pela traqueia colonizada com as células-tronco. O transplante foi aceito e recuperou a função do órgão.

Antes de realizar o transplante experimental na paciente, o cirurgião Paolo Macchiari, do Hospital Clínic de Barcelona, só havia feito o procedimento em porcos[1].

Até onde essa tecnologia já chegou?

As maiores autoridades em células-tronco têm conseguido em muitos casos a reversão das limitações geradas pela doença, assim como a remissão da doença. Os transplantes de células-tronco atualmente são ambulatoriais, facilitando a sua implementação.

A Conferência Internacional sobre Células-Tronco & Genética aconteceu no Brasil em abril de 2010, quando pude ter acesso aos resultados já obtidos com essa tecnologia.

O dr. Dipnarine Maharaj, MB, ChB, MD, FRCP (Escócia) atualmente residente nos Estados Unidos, Flórida, coordena o Bone Marrow/Stem Cell Transplant Institute, realizando transplantes com protocolos aprovados pelo Food and Drug Administration (FDA), em cânceres hematológicos: linfoma não-Hodgkin, linfoma de Hodgkin, leucemia e mieloma múltiplo.

O dr. Richard Burt, MD (EUA), também realiza transplantes com protocolos aprovados pelo FDA, em doenças neurológicas como esclerose múltipla, polineuropatia inflamatória desmielinizante crônica e lúpus eritematoso sistêmico.

O dr. Edgardo Celi, MD (Argentina), realiza transplantes ambulatoriais, com protocolos aprovados pelo governo, em acidente vascular cerebral, doença de Alzheimer, diabetes tipo I e II, além de muitos outros protocolos ainda em estudo.

Coincidentemente, alguns desses pesquisadores vêm ao Brasil com certa frequência.

Afinal, o que eles vêm fazer no Brasil? Esse mundo é restrito e a troca de informações é fundamental.

Hoje, a terapia celular está disponível em algumas universidades como a UFRJ, PUC-MG, PUC-BA, USP-SP, USP-Ribeirão Preto; hospitais-escola ligados a essas universidades, INCOR e outros já possuem protocolos de utilização e intercâmbio com os pesquisadores estrangeiros.

Podemos dizer que é uma questão de tempo para que a técnica seja utilizada, pois até o momento os resultados são surpreendentes.

Você se lembra do bebê de proveta (bebê proveniente de uma inseminação artificial ou fertilização *in vitro*, ou seja, que não foi gerado através de uma fecundação em condições naturais)?

O primeiro bebê de proveta do mundo chama-se Louise Brown e nasceu a 25 de julho de 1978, em Bristol, Inglaterra.

Seis anos depois...

No dia 7 de outubro de 1984 nascia Ana Paula Caldeira, o primeiro bebê de proveta brasileiro, na cidade de São José dos Pinhais, região metropolitana de Curitiba.

O método da fertilização *in vitro* veio trazer esperança aos casais inférteis, abrindo uma nova era no tratamento da infertilidade.

Em 1978, foi um choque falar de fertilização não natural, além de gerar muitas teorias acerca dos desdobramentos que poderiam interferir no futuro da espécie humana, o que é inevitavel.

Atualmente, três dias após a fertilização *in vitro*, quando o embrião tem oito células, uma única celula pode ser retirada para exame, e já é possivel detectar genes cujas formas alteradas são responsáveis pelo aparecimento de desordens como a doença de Huntington, fibrose cística, câncer de mama, câncer de cólon, anemia falciforme, ou detectar anomalias cromossômicas como a síndrome de Down, entre outras centenas de enfermidades, através do diagnóstico pré-implantação de embriões, o DGPI.

Até fevereiro de 2009, cerca de 2 mil nascimentos no mundo foram bem-sucedidos nesse aspecto. Para os médicos, porém, a técnica ainda não é infalível, visto que houve alguns casos de insucesso.

Hoje, já é possível escolher o sexo do bebê, e em alguns anos será possível decidir a altura, cor dos olhos e outras características estéticas. Esses bebês, apesar de ainda não existirem, já têm nome: *designer babies*.

Chocante, mas usamos lentes para mudar a cor dos olhos, fazemos cirurgia plástica e tratamentos estéticos para mudar o corpo e amenizar problemas.

Ficaríamos felizes ou tristes se estivéssemos dentro dos padrões estéticos para a nossa realidade?

O romance de Aldous Huxley *Admirável mundo novo*, de 1953, e o filme *Gattaca*, de 1997, retratam a probabilidade de seus eventos se tornarem realidade.

Dezenove anos depois do nascimento do primeiro bebê de proveta, em 1997 nasce a ovelha Dolly, o primeiro mamífero clonado a partir de células adultas. Com essa nova possibilidade, muitos medos, alarmes e fantasias são rearticulados, com a perspectiva da clonagem do primeiro embrião humano.

Da mesma forma que cada acontecimento gera desdobramentos positivos ou negativos, a clonagem humana pode ser uma possibilidade para correção de doenças genéticas, clonagem de órgãos e desenvolvimento de tecidos (nervoso, muscular, tendões, pele) que não sofreriam rejeição.

Não estou dizendo que se deve criar um ser humano e fatiá-lo em pedaços. Estou dizendo que, com o domínio da técnica, poderá ser criado em laboratório apenas o tecido ou o órgão específico, ou fazer a modificação genética necessária para a correção de problemas que hoje não têm solução. O uso da clonagem para a produção de células-tronco é uma possibilidade que já está sendo discutida.

Se nos depararmos nas questões religiosas com a justificativa da crença do castigo divino, então devemos nos perguntar: de qual Deus nós estamos falando? Do Deus que nos criou ou do Deus que nós criamos? O que nos criou nos fez à sua imagem e semelhança.

Não estamos no "Estado de Deus", mas temos esse potencial impresso. Isso significa que não somos limitados, e que o limite é uma condição pessoal.

As questões religiosas acabam sendo um fator limitante, pois ninguém quer afrontar "DEUS", mas muitas condutas da Igreja não foram instituídas por "DEUS". A morte de centenas de pessoas na Santa Inquisição, os escândalos envolvendo pedofilia, a influência política, o comércio da fé, as declarações contra o uso de camisinha em tempos de aids e muitas outras situações são fruto da adaptação do homem no decorrer dos tempos e não da doutrina de "DEUS".

O fato de não se posicionar por ter medo do que as pessoas vão pensar é o que faz com que a implementação do conhecimento demore tanto. O que as pessoas vão pensar é um problema delas, e isso você não pode mudar! Por isso, demora tanto para se conseguir que a mente das pessoas esteja preparada para essas mudanças.

Se você tivesse um filho fazendo diálise e necessitando de um rim, um pai precisando de um transplante de coração ou um irmão queimado necessitando de pele, você seria contra ou a favor da clonagem?

Hoje, por acaso, alguém está questionando se um bebê de proveta tem alma ou não? Alguém está associando o pagamento de uma fertilização *in vitro* com a compra de um filho?

Não bastando todas essas perspectivas, em 2000 o Projeto Genoma se tornou uma realidade e hoje a leitura do DNA virou um bem de consumo, que cabe num *pen drive*.

Num futuro não muito distante, a leitura do DNA se tornará um exame de rotina que orientará tanto os médicos como os pacientes na conduta da prevenção das doenças de risco e no uso de medicamentos mais focados. Será possível fazer desde uma avaliação de risco genético para o desenvolvimento de dezenas de doenças, como esclerose múltipla, Alzheimer, glaucoma, leucemia, artrite reumatoide, diabetes, aneurisma, infarto, câncer de mama e distúrbios da tireoide, entre outras, até saber do que somos feitos.

Podemos saber de onde vem o nosso material genético e a proporção de contribuição de cada grupo (europeu, africano e asiático) em cada um dos nossos cromossomos.

Para que serve isso? Para justificar a prevenção de uma doença que acontece mais em africanos, à qual você está predisposta, apesar de "aparentemente" não ter origem africana e cair nos raros casos citados nos livros.

A leitura do DNA abriu um leque de possibilidades, dando origem à Epigenética (acima da genética).

A modificação da genética pode se tornar uma nova modalidade terapêutica:

- Células que transportam proteínas capazes de desligar genes.
- Células que transportam medicamentos (quimioterapia) para um local específico.

Isso já foi feito! Resta adequar a técnica para sua utilização.

Nosso DNA não é o nosso destino, mas o estilo de vida e o ambiente podem ativar ou desativar os genes que produzem ou previnem as doenças. Portanto, o que está escrito no seu código genético lhe trará a chance de prevenir o que pode vir a acontecer, mas a mudança no seu estilo de vida pode impedir que um gene se manifeste.

A predisposição genética indica um risco que pode ser prevenido, mas o fator desencadeante e talvez determinante é o seu estilo de vida.

É importante frisar que a responsabilidade sobre as nossas vidas é nossa (livre-arbítrio).

A descoberta do mecanismo de reparo no envelhecimento aconteceu na década de 30 do século XX, por Hermann Joseph Muller, que identificou pela primeira vez os telômeros.

Os telômeros (do grego *telos*, final, e *meros*, parte) são estruturas constituídas por fileiras repetitivas de proteínas e DNA não codificante que formam as extremidades dos cromossomas. Sua principal função é manter a estabilidade estrutural do cromossoma.

Toda vez que a célula se duplica ela também duplica os cromossomas, sendo que os cromossomas duplicados vão para a célula nova e os originais permanecem na célula velha, que está destinada a morrer.

Esse processo encurta os telômeros das células. Como esses não se regeneram, chegam a um ponto em que, de tão encurtados, não permitem mais a correta replicação dos cromossomas, e a célula perde completa ou parcialmente a sua capacidade de divisão.

Portanto, teoricamente pode-se definir com exatidão a expectativa de vida de um ser vivo analisando quantos telômeros ainda restam em suas células, ou seja, quantas vezes as células ainda poderão se duplicar antes de o indivíduo morrer. Assim, os telômeros podem ser considerados sofisticados relógios biológicos, e o envelhecimento poderia ser considerado um erro fisiológico adquirido.

Trinta e cinco anos depois...

Em 1965, Leonard Hayflick fez a primeira observação direta do fenômeno de morte celular sem pré-replicação. Em homenagem ao cientista, o comprimento mínimo que os telômeros podem alcançar antes de causar problemas à divisão celular passou a ser chamado de limite de Hayflick.

Os telômeros funcionam como um protetor para os cromossomas, assegurando que a informação genética (DNA) relevante seja perfeitamente copiada quando a célula se duplica.

Cada órgão tem seus telômeros, sendo que cada célula tem um telômero dela mesma. Numa pessoa de 40 anos, se o rim se regenerou várias vezes, esse rim pode ter 60 anos enquanto o fígado terá 40 anos.

Podemos dizer que os telômeros são a nossa data de validade, e por isso cada parte do nosso corpo, mais cedo ou mais tarde, terá déficits até cessar sua função. Também podemos dizer que a produção e a regeneração das células, tecidos, glândulas e órgãos têm um limite. Podemos chamar esse limite de PAUSA. A menoPAUSA e a andropPAUSA são as PAUSAS mais conhecidas, mas o diabetes melito nada mais é do que uma PAUSA na fabricação da insulina. Na verdade, quando as PAUSAS têm outros nomes acabam não sendo percebidas.

Se analisarmos sob esse foco, veremos que vários órgãos diminuem sua função com o tempo, e como as funções orgânicas são interdependentes, o que começa como uma ocorrência no passar do tempo se torna um conjunto de sintomas.

Os telômeros são sintetizados no final da replicação do DNA pela enzima telomerase.

A descoberta da telomerase foi agraciada com o Prêmio Nobel de Medicina de 2009 aos americanos Elizabeth Blackburn, Carol Greider e Jack Szostak

As células reprodutivas (óvulos e espermatozoides) e os organismos que se reproduzem assexuadamente (ameba) conseguem manter a telomerase e são imortais. As células cancerígenas também conseguem produzir a telomerase, podendo se replicar indefinidamente. Por isso o corpo se deteriora, enquanto o tumor cresce.

Desde 1998 se iniciou a busca de drogas para estender os telômeros e prevenir a senescência celular. Em 2002 começaram os testes com o TA-65, que atualmente é a única droga que consegue expressar a telomerase, estando disponível a um custo nada baixo pela TA Sciences[2].

A busca do ser humano para controlar o envelhecimento sempre foi tema de ficção científica. Porém, o que até há pouco tempo era apenas uma fantasia está muito próximo de se tornar realidade.

Por diversos motivos os telômeros também têm sido alvo de pesquisas no ramo da clonagem. O fato é que em todas as clonagens feitas através de transferência nuclear o ser vivo clonado acaba por morrer precocemente. Exemplo disso é a ovelha Dolly, que envelheceu e morreu muito rapidamente. As células de um clone gerado por transferência nuclear são cópias de uma célula já adulta cujos telômeros já estão bastante encurtados, ou seja, a ovelha Dolly ao ser gerada tinha, biologicamente, a idade da ovelha que a originou, fato esse que diminuiu drasticamente a sua expectativa de vida.

Hoje é possível fazer um órgão; o desafio são os telômeros clonados a partir de células adultas que apresentam desgaste.

O dr. Bill Andrews, PhD (EUA), é coautor na descoberta da telomerase e esteve presente na I Conferência Internacional sobre Células-Tronco & Genética, que aconteceu no Brasil em abril de

2010. O dr. Bill já descobriu uma forma de inserir o gene que expressa a telomerase no DNA e já conseguiu fazer com que a célula continue a manter os seus telômeros e ainda alongá-los. O problema é achar uma forma mais segura de transferir esse gene, o que foi conseguido com sucesso através de um vírus[3].

Talvez em uma década tenhamos acesso à medicina regenerativa (células-tronco, interface digital, robótica, clonagem). Futurista para a nossa realidade, enquanto estamos sofrendo a influência de conceitos que já foram mudados, mas real. Uma década pode parecer uma eternidade para quem precisa, mas essa perspectiva poderia nem existir!

Infelizmente, a velocidade do conhecimento é diferente da velocidade da implementação! A velocidade da implementação depende de vontade política, de investimento e da divulgação desse conhecimento.

O que teremos que começar a pensar é que grande parte da medicina que conhecemos pode ter seus paradigmas abalados. A ciência é dinâmica, e o fato de não termos acesso às mudanças não significa que elas não existam, e mesmo que nem saibamos disso, saiba que isso mudará as nossas vidas.

Einstein dizia que a imaginação era mais importante que o conhecimento. Realmente, se algum louco para sua época não tivesse sonhado com situações impossíveis para seu tempo, não estaríamos discutindo este assunto.

O que não for fruto da imaginação não tem possibilidade de existir!

ANALISANDO A INFORMAÇÃO

As ilusões vêm do céu, e os erros, de nós mesmos.
(Joseph Joubert)

Teoricamente, a facilidade da informação deveria melhorar a vida das pessoas, mas na prática não é isso que acontece. A informação está segmentada, dificultando a visão global e impedindo que avaliemos a mesma situação sob vários ângulos. Enxergamos a árvore, mas não a floresta. Esquecemos que o contexto faz a diferença.

É preciso comer de três em três horas.

E eu pergunto: em qual contexto é necessário comer de três em três horas?

Resposta: em dietas hipocalóricas (baixas calorias)!

E eu pergunto: alguém que consome naturalmente poucas calorias por dia está preocupado com o horário de comer?

Resposta: não, quem está preocupado com isso é quem acha conveniente comer de três em três horas.

E eu pergunto: essa mesma pessoa se pergunta o que e quanto pode comer de três em três horas?

Resposta: não!

A informação não está organizada, fazendo com que as "opiniões" sejam tão aceitas quanto os "fatos comprovados". Muitas das informações que determinam nosso comportamento estão embasadas em opiniões – e opiniões, eu tenho a minha e você a sua, mas isso não significa que a informação seja correta ou confiável. Infelizmente, a publicação de opiniões como verdades cria polêmicas que tornam alguns mercados bem lucrativos e, nesse contexto, estamos nos deparando com a reinvenção da fisiologia com afirmações contrárias à realidade.

Ficar sem comer muito tempo degrada a proteína do músculo?

Para consumir proteína, você deve ter acabado com sua reserva de carboidratos e gordura, e, para que isso aconteça, você deve estar há várias semanas em jejum e provavelmente desnutrido. Somente quando se trata de treinamentos físicos intensos (fisiculturismo) essa realidade poderá ser considerada, o que não é a realidade de quem pratica atividade física convencional[4].

Gordura engorda?

Como a gordura não aumenta a glicose no sangue e também não libera insulina, não pode ser estocada, conforme já explicado no livro *Quem disse que comer engorda?*.

A gordura estocada não vem da gordura ingerida; ela é proveniente dos carboidratos da alimentação (maior fonte de triglicerídeo, que representa a forma de gordura que pode ser armazenada)[5].

Consumir gordura aumenta o colesterol?

A gordura ingerida na alimentação irá carrear as vitaminas lipossolúveis (A, D, E, K), depois, no intestino, será emulsificada (solubilizada) pela bile (líquido produzido pela vesícula biliar), e finalmente será transportada, pelo sangue, através de moléculas grandes chamadas quilomícrons, VLDL, LDL e HDL, na seguinte proporção: 30% (ou menos) de ésteres de colesterol e 70% de triglicerídeo, que na relação total representa uma mínima parte do triglicerídeo total.

Setenta por cento do colesterol circulante é fabricado pelo próprio organismo, no fígado, e isso acontece porque ele é essencial à vida: fabrica as membranas celulares, os hormônios esteroides, a bainha de mielina dos neurônios, os sais biliares e a vitamina D.

O fígado produz colesterol a partir de carboidratos e não de gordura. Apenas 30% do colesterol é proveniente da alimentação[6].

Alguém emagrece por eliminar gordura nas fezes?

A gordura das fezes é proveniente da alimentação recente, que não foi absorvida e por isso sai nas fezes. Alguns medicamentos impedem a absorção das gorduras da alimentação, mas não têm qualquer ação nos estoques de gordura.

É preciso entender que não existe via metabólica para eliminar a gordura estocada pelas fezes. A gordura estocada é como combustível para o organismo e só se mobiliza para o sangue, quando existe uma necessidade energética interna.

Gordura animal faz mal à saúde?

Carne gorda, manteiga, banha e leite integral são fontes de gordura que o corpo reconhece e tem a capacidade de digerir, ao contrário da gordura trans, que é gordura de origem vegetal submetida ao calor e ao processo de hidrogenização (que modifica a forma espacial da molécula sem modificar a molécula). Esse processo confere uma rigidez artificial às gorduras vegetais, uma vez que na natureza essas gorduras seriam líquidas.

A gordura trans ou gordura vegetal hidrogenada não é reconhecida pelo organismo porque é proveniente de processo industrial, "posterior à criação do homem", causando acúmulos e transtornos ao metabolismo.

Infelizmente, elas estão presentes na composição da maioria dos alimentos industrializados.

Todo excesso é prejudicial e toda substância que o organismo não reconhece também é prejudicial. Quando ingerimos gordura animal "com moderação" estamos fornecendo matéria-prima para algumas funções fisiológicas.

A segmentação de canais/revistas/sites, com assuntos específicos como saúde, beleza, esporte, entretenimento, tecnologia, tornou-se um negócio rentável, que consegue transmitir, fixar e até inventar conceitos para atingir seus objetivos. Assim esses conceitos são incutidos como verdades, fazendo a sociedade acreditar que está adquirindo hábitos saudáveis.

Soja é bom para o período do climatério.

Como sabemos, a soja é rica em isoflavona, que é um fitoestrogênio, tendo uma atividade biológica menor, porém similar ao nosso estrogênio.

Então temos leite de soja, carne de soja, suco de soja...

E eu pergunto: qual a soja que é boa para a saúde?

Resposta: a soja fermentada, pois não temos a capacidade de processar esse grão. Os chineses consumiam a soja proveniente da fermentação e não da tecnologia industrial.

E eu pergunto: qual das opções que conhecemos é a soja fermentada?

Resposta: tofu e missô.

E eu pergunto: alguém come tofu e missô?

Produtos naturais são bons para a saúde.

O fato de ser natural faz do produto um santo?

Veneno de cobra, maconha e cogumelos também são naturais.

Quando uma pessoa diz: "Não fumo", não faz ideia de que quem fuma ainda tem um filtro no cigarro. O fumante passivo fuma as partículas em suspensão, sem filtro.

Quando diz: "Não bebo", esquece que ao consumir muita fruta bebe, sim! A fruta se transforma em álcool no seu processamento, ou ninguém ouviu falar do álcool da cana, da uva (vinho)...

A liberdade de expressão deve existir, mas as notícias estão se adequando ao anunciante e aos interesses comerciais. Aos poucos, está havendo uma grande confusão de conceitos, confundindo o público leigo, que já não sabe mais em que acreditar.

De tanto a mídia martelar uma informação, tanto os formadores de opinião, como profissionais da saúde acabam passando por uma lavagem cerebral e não conseguem ir contra uma informação sem ser tachados de "antiquados ou desatualizados".

Morte lenta, mas "chique", é consumir adoçante, pois açúcar não refinado é a morte sem "glamour"!

Se o seu adoçante é o aspartame, infelizmente, além do adoçante, você também consome formol e metanol.

O aspartame é composto de três substâncias químicas: ácido aspártico, fenilalanina e metanol.

O metanol (álcool de madeira) é um veneno, porém, quando é aquecido acima de 30 °C (armazenamento ou cozimento), se degrada em ácido fórmico e formaldeído no organismo. O formaldeído é um neurotóxico, tendo efeito cumulativo devido à baixa taxa de excreção.

Por isso, os consumidores de produtos *diet* podem ter enxaquecas, zumbido, vertigens, problemas visuais, surtos psicóticos e tendências suicidas que nunca serão relacionadas a isso.

Triste é enxergar essa inversão de valores, e quando você explica que a modernidade deve trazer algum benefício, atinge apenas a pessoa que conversa com você, mas gera críticas dos parentes, médicos e amigos dessa pessoa.

O conceito da "alimentação saudável" criou uma gama de produtos "saudáveis" e que se tornam mais rentáveis se atingirem o público-alvo. Melhor se ocorrer uma citação do produto dentro de uma matéria, melhor ainda se alguma pesquisa científica atestar o produto e excelente se vier com um selo impresso: "Aprovado pela Sociedade Brasileira de alguma coisa".

Em 2003 um grupo de cientistas italianos (de onde mais?) constatou que comer pizza poderia prevenir alguns tipos de câncer do sistema digestivo.

Para chegar a essa conclusão, examinaram 3.315 pessoas com a doença e compararam-nas com outros 5 mil indivíduos que não tinham câncer. Entre os saudáveis havia muito mais pessoas que comiam pizza do que no grupo dos doentes. De posse de dados tão conclusivos, publicaram os resultados no *International Journal of Cancer.*

Quatro anos depois, um novo estudo, feito por cientistas chineses, constatou que uma dieta rica em proteína animal (que inclui a boa e velha mussarela das pizzas) aumenta em até 50% o risco de câncer no sistema digestivo. Para chegar a essa conclusão, pegaram 1.204 mulheres com o tumor e compararam-nas com 1.212 outras saudáveis. As saudáveis comiam menos proteína animal (ou seja, queijo) do que as doentes. Adivinhe o que fizeram, então, os chineses? De posse de dados tão conclusivos, publicaram os resultados no *International Journal of Cancer.*

E então, a tal pizza evita ou estimula o câncer?

O que esses estudos nos dizem sobre o hábito de comer pizza? Na realidade, eles não nos ensinam nada sobre pizza, mas muito sobre ciência. Nem sempre dá para acreditar nos resultados científicos que saem na mídia. Um dia, comer ovo protege o coração; no dia seguinte, aumenta o risco de infarto. A ciência parece ter a inexplicável característica de conseguir provar qualquer coisa[7].

Ao analisar qualquer estudo publicado, é importante observar quem realizou o trabalho (empresa ou instituição); se teve patrocínio e de quem foi esse patrocínio, para avaliar o grau de interesse financeiro nos resultados.

Quando o estudo é feito com animais, é preciso verificar se as doses são proporcionais às doses usadas em humanos (quando relacionadas ao peso), pois é comum o pobre ratinho da pesquisa estar utilizando a dose de um elefante, e isso não é ciência, é um erro de projeto.

Não devemos acreditar em tudo que lemos, temos de usar o bom senso! A vida saudável deve começar pelos hábitos fisiológicos, como: alimentação, ingestão de água, transpiração, diurese e evacuação. As funções do corpo humano atuam em sincronia e interdependência, por isso, não podemos falar em saúde excluindo o contexto em que ela se insere.

Devemos lembrar que o nosso corpo tem uma forma própria de funcionamento. Reconhece alimentos de origem animal e vegetal, mas não reconhece a química dos produtos industrializados. Os produtos químicos estão presentes desde a produção de alimentos (agrotóxicos: pesticidas, herbicidas e fungicidas) até o produto final.

Ingerir açúcar refinado, gordura trans, corantes, estabilizantes, espessantes e acidulantes está sendo encarado como normal. À medida que submetemos nosso organismo a essas toxinas, acabamos interferindo no sistema imunológico, predispondo-nos a alergias, doenças autoimunes e envelhecendo mais rápido por causa dos constantes reparos.

No mundo moderno, com o consumismo e a vontade de comer algo que agrade ao paladar, a alimentação não representa uma necessidade, e sim um ritual gastronômico.

A justificativa de que o aumento crescente da população necessita de incremento na indústria alimentícia não é compatível com o luxo dos produtos que são lançados e que não se destinam a uma classe menos favorecida.

A intoxicação voluntária com a crescente industrialização de alimentos e adição de produtos químicos está tornando as pessoas cada vez mais doentes.

Quanto mais tecnologia e informação, mais ferramentas de marketing para agregar valor aos produtos e angariar consumidores. Você acha que é você quem escolhe do que gosta?

Em 1991 a cerveja Antarctica era líder em preferência do consumidor na concorrência com a Brahma. A atual líder de preferência, a Skol, que na época nem figurava como ameaça, em 1997 surgiu com o slogan "a cerveja que desce redondo".

Mas como ela conseguiu ser líder?

A Antarctica focou sua publicidade na tradição cervejeira que agrada a um público mais velho (que fica doente, que morre...). A Skol investiu em valores como a jovialidade e a inovação, atingindo um público entre 18 e 25 anos ou aqueles que se consideram "jovens de espírito".

Além disso, temos "a verdadeira maionese", a TV do "plim-plim", o "iogurte que vale por um bifinho", os alimentos que têm o "S de saudável", o sorvete que é bom, a bebida que "dá asas", e assim sucessivamente.

As pessoas estão perdendo a identidade. Elas não têm um carro, elas vestem o carro pelo que ele representa, vestem uma roupa pelo valor agregado à marca. A importância é dada ao que elas têm e não ao que elas são ou poderão vir a ser.

Quando você assiste à TV, não percebe que existem inúmeras informações relacionadas ao que está vendo. Enquanto você, conscientemente, vê o programa, seu inconsciente vê o contexto (roupas, comida, decoração, estilo de vida). Por isso você se influencia e acaba aderindo a alguns mandamentos do momento atual.

A imprensa é uma ferramenta utilizada para divulgar maciçamente as informações obtidas por meio das fontes (pessoas e entidades), conseguindo "canonizar e crucificar" a mesma informação num curto intervalo de tempo. Um exemplo de como as informações maciças influenciam o nosso comportamento é o fato de o colesterol ter se tornado um vilão, e junto com ele inúmeros alimentos passaram a ser considerados saudáveis ou não, aprovados ou não!

Um fato não pode ser negado: crucificando o colesterol, o mercado da "saúde" se tornou absurdamente lucrativo. Por outro lado, a indústria farmacêutica, que foi uma grande contribuinte para o aumento da longevidade, se tornou mais agressiva comercialmente, sendo obrigada a admitir, em alguns momentos, que sua conduta na divulgação e comercialização de medicamentos não é tão ética.

"Schering and Merck are settling Vytorin suits", matéria veiculada no *The New York Times* em 5 de agosto de 2009.

A Merck e a Schering-Plough concordaram em pagar 41,5 milhões de dólares para liquidar ações judiciais coletivas que as acusaram de retenção de resultados desfavoráveis de um ensaio clínico dos medicamentos para redução do colesterol Vytorin e Zetia.

As empresas ficaram sob intensa cobrança por não divulgarem o resultado do Estudo Enhance, concluído quase dois anos antes.

O estudo pretendia mostrar que o Zetia podia reduzir o crescimento das placas (ateromas), mas, em vez disso, mostrava que os medicamentos não eram mais eficazes na desobstrução das artérias do que um preexistente e mais barato. Também mostrou que a combinação de duas drogas para a redução do colesterol, o Zetia e a estatina Zocor (ezetimibe/simvastatin), era ineficaz no tratamento e revelou ainda que com essa combinação houve uma aceleração na formação das placas, levando a um possível aumento do risco de enfarte e derrame[8].

"Pfizer pays $2.3 billion to settle marketing case", matéria veiculada no *The New York Times* em 2 de setembro de 2009.

O gigante farmacêutico Pfizer concordou em pagar 2,3 bilhões de dólares para resolver acusações civis e criminais. O governo acusou os executivos e representantes de vendas da Pfizer de planejar e executar políticas ilegais no mercado, do analgésico Bextra, do antipsicótico Geodon, do antibiótico Zyvox e do antiepiléptico Lyrica.

"A reincidência da Pfizer foi um dos fatores que tornaram a punição severa", segundo Michael K. Loucks, na qualidade de procurador dos Estados Unidos para o distrito de Massachusetts.

Em 2004 a empresa pagou uma multa de 430 milhões dólares por causa do Neurontin, um medicamento para epilepsia, e assinou um acordo de integridade corporativa (uma promessa da empresa de que irá "se comportar").

Embora o governo tenha dito que a multa foi uma soma recorde, o montante de 2,3 bilhões dólares representa menos de três semanas de vendas da Pfizer.

No âmbito do acordo com o Departamento de Justiça, a Pfizer irá pagar uma penalidade de 1,3 bilhão de dólares americanos pelo caso do Bextra e 1 bilhão de dólares em multas civis relacionadas a outros medicamentos.

As acusações envolvem a promoção de treze medicamentos, incluindo os populares Viagra (sildenafil) e Lipitor (atorvastatina).

O Viagra e o Lipitor (este último trata o colesterol), segundo o IMS Health (instituto auditor da indústria farmacêutica), estavam em quarto e quinto lugar no ranking dos medicamentos mais vendidos no Brasil em 2008.

Apesar de o Viagra (sildenafil) ser conhecido por combater a impotência, o medicamento foi originalmente desenvolvido para prevenir ataques cardíacos e derrames.

Um estudo limitado conduzido no Cedars-Sinai Medical Center, Los Angeles (Kaul, MD, e Babak Azarbal, MD, 2000), utilizando eventos adversos dos relatórios reportados ao FDA, mostra que parece existir um elevado número de mortes e de eventos cardiovasculares graves associados ao uso do Viagra.

Em uma análise de 1.473 principais eventos adversos, 522 pessoas morreram, a maioria devido a causas cardiovasculares. De acordo com o autor do estudo, dr. Kaul, a maioria das mortes que estavam associadas às dosagens padrões de Viagra (70% das mortes estão associadas à dose de 50 mg) deveu-se a causas cardiovasculares e parecem estar ligadas ao tempo de dosagem (dois terços das mortes ocorreram dentro do período de quatro a cinco horas após a ingestão do Viagra). A maioria das mortes ocorreu em pacientes que tinham menos de 65 anos de idade e que não apresentavam quaisquer fatores de risco cardíaco. O estudo confirmou o aumento de risco com o uso combinado de nitratos e Viagra. Dos 90 pacientes que tomaram nitratos e Viagra, a morte ocorreu em quase 68%. Todavia, o estudo mostrou que a maioria das mortes (88%) ocorreu nos pacientes que não estavam tomando nitratos, levando os investigadores a especular se há alguns indivíduos suscetíveis que não precisam de nitratos para expor os efeitos prejudiciais do Viagra[9].

Até então os médicos acreditavam que a droga não só dilatava os vasos sanguíneos, mas também impedia que as plaquetas, pequenas partículas sólidas do sangue, se agrupassem formando coágulos que podem bloquear a passagem do sangue, causando o infarto.

No entanto, novos estudos da Universidade de Illinois, em Chicago, em 2003, indicam que a droga faz exatamente o contrário – estimula o agrupamento das plaquetas, aumentando o risco de formação de coágulos em pacientes predispostos. Os pesquisadores testaram o efeito do Viagra nas plaquetas de doadores normais. Sozinha, a droga não estimulou o acúmulo delas, mas afetou-as nos casos em que foram adicionadas ao sangue substâncias que indicam problemas com os vasos sanguíneos, como as que aparecem em pacientes que sofreram ataques cardíacos. O Viagra age nas plaquetas inibindo a quebra de uma substância encontrada nas células, chamada monofosfato cíclico de guanosina (GMP)[10].

As estatinas (Lipitor®-Atorvastatina, Zocor®-Sinvastatina, Mevacor®-Lovastatina, Pravacol®-Pravastatina) inibem a produção do colesterol com eficácia, porém, a maioria dos médicos é convencida de que os benefícios dessas drogas excedem os seus efeitos colaterais. Durante os últimos vinte anos, a indústria farmacêutica recrutou cientistas e médicos, investiu em marketing e fez campanhas de mídia maciça, transformando as estatinas num sucesso de vendas.

O HPS (Heart Protection Study) fez um estudo por cinco anos, envolvendo mais de 20 mil pacientes entre 40 e 80 anos de idade, para avaliar os efeitos da terapia por meio da redução do colesterol em pacientes com alto risco de doença cardiovascular. Desses pacientes, 10.269 se submeteram ao tratamento com estatina (sinvastatina) e 10.267 se submeteram ao placebo (substância que não contém nenhuma medicação, administrada pelo seu efeito psicológico no paciente).

Os resultados do estudo desenvolvido pelo HPS, publicado no *Lancet* em 2002, foram os seguintes:

- Precisam ser tratados 32 pacientes para ser evitado 1 infarto em 5 anos.
- Precisam ser tratados 65 pacientes para ser evitado 1 derrame em 5 anos.
- Precisam ser tratados 82 pacientes para ser evitado 1 óbito por infarto em 5 anos.

- Precisam ser tratados 366 pacientes para ser evitado 1 óbito por outras doenças vasculares em 5 anos.
- Precisam ser tratados 58 pacientes para ser evitado 1 óbito na mortalidade geral em 5 anos[11].

O efeito colateral mais comum das estatinas é dor muscular e fraqueza, uma condição chamada de "rabdomiólise". Isso acontece em razão da crise de energia na célula muscular causada pela diminuição da coenzima Q10 (proteína que participa na formação da fonte de energia necessária para a contração muscular), acabando por diminuir a fração de ejeção cardíaca e a sustentação muscular do esqueleto. Felizmente, o crescente aumento de relatos de efeitos colaterais, que ocorrem em semanas a meses após o início da terapia, tem sido motivo de alerta.

Para entender como a informação se desvirtuou, é preciso lembrar que, com a segmentação da notícia, opiniões pessoais e fatos comprovados passaram a ser publicados, causando confusão.

Além disso, o fato de que cada especialidade médica estabelece o que é melhor para si acabou fazendo com que o contexto fosse esquecido. O que é bom para uma especialidade pode não ser para outra, mas, na prática, a sociedade, com mais "acesso à mídia", é que passa a ser a mais ouvida. Um exemplo disso é o sol: alguém tirou o sol dos bebês? Bebê tem que usar filtro solar?

Precisamos enxergar que as informações são relativas a um contexto, porém o distanciamento do conteúdo dos livros de fisiologia e bioquímica é que favorece essa confusão.

Vamos começar pela história do colesterol.

O colesterol é uma substância insolúvel na água, e por esse motivo é importante para garantir a impermeabilidade da parede celular, estando presente em todas as células do corpo.

Sabemos que 80% de todo o colesterol formado é convertido em ácido cólico, que será conjugado com outras substâncias para formar os sais biliares que digerem as gorduras no intestino delgado. Os 20% que sobram vão para o reparo e produção de hormônios[12]. Apenas 30% do colesterol vem da alimentação (colesterol exógeno). O excedente de colesterol faz tanto mal quanto qualquer outro excesso!

O fígado fabrica 70% do colesterol (colesterol endógeno) sob demanda, ou seja, a produção é solicitada ao corpo em função de diversas necessidades que se modificam conforme o cotidiano de cada indivíduo[13].

Todo o colesterol endógeno (fabricado pelo fígado) circula na forma de lipoproteínas (LDL e HDL, principalmente). O LDL (teoricamente ruim) leva o colesterol para as diversas partes do corpo para o reparo celular (membranas e imunidade) e formação dos hormônios: adrenais (cortisol e aldosterona), ovários (progesterona e estrogênios), testículos (testosterona), e depois retorna para o fígado. O HDL (teoricamente bom) remove o colesterol dos tecidos, impedindo a sua deposição e prevenindo a aterosclerose.

As taxas de colesterol no sangue são dependentes da produção do fígado, que o fabrica por demanda, ou seja, necessidade.

O estresse é um grande promotor do aumento do colesterol no sangue. Quanto mais estresse, maior solicitação do colesterol endógeno para produção do cortisol endógeno. É o cortisol que controla as reações de luta e fuga, desde a época paleolítica (perigo real eventual) até os tempos modernos em nossa "selva de pedra" (perigo virtual constante).

As altas taxas de colesterol são reflexo do estilo de vida e da adaptação ao meio. Se mudássemos nosso estilo de vida não precisaríamos fabricar tanto cortisol e não precisaríamos de tanto colesterol.

Os níveis de colesterol no sangue, que eram de 240 mg/dl, depois da Conferência de Consenso do Colesterol, em 1984, passaram para 200 mg/dl, e recentemente foram reduzidos para 180 mg/dl.

Enquanto nosso estilo de vida aumenta o colesterol no sangue para suprir as necessidades, os consensos tendem a diminuí-lo. Ao diminuir o colesterol, também diminui a matéria-prima para a produção de hormônios esteroides, causando transtornos endócrinos; diminui a produção de vitamina D, necessária para a fixação de cálcio nos ossos; diminui a estabilidade da membrana celular, afetando a imunidade; diminui a formação da bainha de mielina dos neurônios, favorecendo a neuropatia periférica – caracterizada por fraqueza, formigamento e dor nas mãos e nos pés, como também dificuldade para caminhar e raciocinar.

Um estudo publicado em 1999 no *European Journal of Epidemiology*, com duração de 12 anos, que analisou a mortalidade por câncer em 3.232 indivíduos idosos (> ou = 65 anos), encontrou que aqueles com muito baixo colesterol (< ou = 178 mg/dl) tiveram um risco aumentado na mortalidade por câncer[14].

Outra pesquisa, publicada em 2007 na revista do Colégio Americano de Cardiologia, vem gerando grande polêmica no meio científico. Pesquisadores norte-americanos, avaliando a saúde de 41 mil pacientes que ingeriam estatinas para baixar os níveis de colesterol, concluíram que "quanto mais baixo era o colesterol, maior a ocorrência de câncer"[15].

O dogma de que "colesterol elevado é o precursor de doença cardíaca e outras doenças" mudou completamente o nosso estilo de vida. Porém, o que os consensos tentam manter, os pesquisadores tendem a comprovar.

Após 30 anos de estudo, Framingham mostrou que depois da idade de 50 anos não foi observado um aumento geral na mortalidade associada ao alto colesterol. Ao contrário, houve uma associação direta entre baixos níveis (ou queda nos níveis) de colesterol e o aumento na mortalidade. Esse estudo foi publicado no JAMA (*Journal of the American Medical Association*) em 1987[16].

Outro estudo, realizado no Japão e publicado no *Circulación* em 2002, envolveu 47.294 pacientes com colesterol elevado, os quais tomaram sinvastatina (5-10 mg/dia) durante seis anos, sendo monitorados dentro de condições-padrão. O objetivo desse estudo, denominado J-LIT, foi o de determinar a ocorrência de eventos coronários e sua relação com as concentrações de lipídios no sangue durante o tratamento com baixas doses de sinvastatina. Como resultado, o J-LIT não mostrou nenhuma existência de correlação entre o montante da redução de LDL e a taxa de mortalidade entre os pacientes, os quais foram agrupados pelo nível de redução conseguido no LDL. Alguns deles não tiveram redução nos níveis de LDL, enquanto outros tiveram uma queda moderada e outros tiveram reduções maiores no LDL. Os grupos no J-LIT que obtiveram os níveis mínimos de colesterol, <160 e 170 ± 10mg/dL, tiveram taxas de mortalidade acima do dobro daqueles com 240 ± 20 mg/dL[17].

Em outro estudo, publicado no *European Heart Journal* em 1997, envolvendo 11.500 pacientes, os pesquisadores acharam que, no grupo com baixo colesterol (colesterol inferior a 160 mg/dL), o risco relativo de óbito foi 2,27 vezes maior que naqueles com colesterol elevado[18].

O uso das estatinas (drogas para diminuir o colesterol) demonstra que elas diminuem o colesterol muito bem, mas que isso não faz bem à saúde. Diversos estudos com um número significativo de pacientes, acompanhados por um significativo número de anos, notaram uma relação entre o baixo colesterol e o aumento na mortalidade.

Devemos ainda lembrar que o colesterol que circula no sangue é o colesterol reduzido, e o colesterol que forma as placas duras (aterosclerose) é o colesterol que se oxida. Então o problema está na oxidação, e não na quantidade de colesterol!

Até há pouco tempo, a causa do infarto (morte do músculo cardíaco) era a formação de uma ou mais placas duras na parede das coronárias, que bloqueariam o fluxo de sangue para o coração, ocasionando o infarto. A descoberta, em 2004, de que as placas duras (aterosclerose) eram responsáveis por apenas 30% dos infartos e que a grande maioria – 70% – é causada por um processo totalmente diferente, mais complexo e invisível, causou uma mudança na compreensão do infarto. Nesse processo, placas moles, formadas basicamente de gordura, se rompem, produzindo um coágulo que interrompe o fluxo de sangue no momento do infarto.

Desde 1999, o cardiologista Steven Nissen, diretor da Cleveland Clinic (EUA), tenta derrubar o paradigma até então aceito de que as placas calcificadas são o único agente do infarto.

Diferente das placas duras, as moles não comprometem a irrigação sanguínea do coração, não causam sintomas e não são perceptíveis pelos exames convencionais, como ecocardiograma, cateterismo ou teste de esforço cardíaco. Não há dor até o momento do infarto.

Ao contrário das obstruções duras, as placas moles ficam dentro das paredes das artérias, mas não obstruem o canal por onde o sangue passa. Se fossem estáveis, não representariam um dano, mas como o revestimento interno vascular possui uma proteína de baixo peso molecular instável (LP-PLA2), pode haver ruptura de uma hora para outra, misturando o conteúdo gorduroso ao sangue, formando um coágulo, que interrompe o fluxo sanguíneo ao coração.

O PLAC® Teste é um exame de sangue que detecta a proteína instável da placa mole, avaliando o risco de doença coronariana e isquemia com aterosclerose. O exame não exige que o paciente esteja em jejum, não é afetado pelo uso de medicamentos e é aprovado pelo FDA[19].

Outro fator vem sendo discutido: a inflamação subclínica. Até então a inflamação era "visível" e se dividia em aguda e crônica. As agressões do mundo em que vivemos estão entrando em conflito com os nossos mecanismos de defesa, causando uma inflamação crônica e silenciosa.

- Não existe mais a necessidade de armazenar energia por longos períodos, porque "a caça" está no supermercado, então o excedente de peso se torna um problema para o organismo.
- Os fatores anti-inflamação que permitiam a resistência a doenças infecciosas agudas e ao trauma estão reagindo ao nosso estilo de vida e danificando nosso corpo. Em resposta ao agente agressor, o organismo reage a cada agressão desencadeando a cascata inflamatória (ácido aracdônico).
- O sedentarismo, o excesso de carboidratos e gordura trans, toxinas da industrialização do alimento e o estresse ambiental estão modificando a nossa saúde e o nosso comportamento.

O inflamograma é útil para analisar a resposta geral dos nossos mecanismos de compensação.

Parâmetros	**Níveis ótimos**
IAI (Índice de Atividade Inflamatória) = PCR Us/0,11	< 0,1
SIP (silent inflammation profile) = AA/EPA ratio (EUA)	< 3,0
Insulina de jejum	< 6,0
TG / HDL ratio	< 2,0
PCR US	< 0,11
Homocisteína	< 8,0
Fibrinogênio	< 300
Lipoproteína A	< 20
Circunferência abdominal	H 94/102 M 80/88

Segundo um trabalho publicado no *JAMA* em 2000, quanto maior o IMC (Índice de Massa Corporal), mais altos os níveis de PCR (Proteína C reativa), mesmo entre adultos jovens (17 a 39 anos). Esses achados indicam um estado de inflamação crônica sistêmica em indivíduos com sobrepeso e obesos, independentemente da idade[20].

Nós, médicos, nos acostumamos com a aquisição do conhecimento vinda dos congressos e impressos periódicos, por isso, inserir um novo conceito no meio médico é fácil, pois os laboratórios são os patrocinadores dos congressos e de pesquisas médicas, financiam projetos, educação médica continuada e viagens como estratégia de marketing.

O AZT (medicamento para combater a aids) foi sintetizado em 1963, para o tratamento do câncer e de quadros virais como o herpes, por uma instituição federal, a Michigan Cancer Foundation, o que significa que o seu custo foi patrocinado pelo governo. Na década de 1980, a aids ganhou notoriedade, e os preços elevados têm mais a ver com a sua necessidade para o paciente, pois nada de novo foi criado.

A política, a manipulação da informação e dos formadores de opinião, a seleção de temas nos congressos médicos e o constante fluxo de informações entre a população leiga contribuem para os problemas que vivenciamos.

A vida, que se resumia em nascer, crescer, estudar, casar, formar família, trabalhar e se aposentar, hoje se resume em: plano de saúde, fisioterapia, Prozac, Rivotril, Viagra, Tylenol, Ritalina, corticoide, anti-inflamatório...

Os conflitos comportamentais se tornaram síndromes; as "campanhas de sensibilização" transformam pessoas saudáveis em doentes preocupados com a saúde; e o uso de medicamentos para resolver os sintomas tornou-se um novo segmento de mercado.

A causa do problema, que é tão valorizada durante o ensino médico, deixou de ser o foco. Se a causa não for resolvida, a doença se perpetua!

Não estou dizendo que as doenças não existem. A medicação fornece a ajuda necessária nos transtornos reais. Estou dizendo que seguir o fluxo e rotular é mais cômodo do que se importar com o que está acontecendo.

O Rivotril tem 37 anos de mercado. Um medicamento de tarja preta, vendido apenas com receita médica, que em 1998 nem aparecia na lista dos 10 mais vendidos (IMS Health), em 2004 conquistou o sexto lugar no ranking e em 2008 estava em segundo lugar, ano em que foram vendidos 14 milhões de caixinhas.

Outro exemplo são os medicamentos que induzem o sono. O paciente dorme, mas esses fármacos não têm a capacidade de induzir os "ciclos do sono", por isso o usuário não se sente descansado ao acordar.

A melatonina é o hormônio produzido pelo nosso organismo que induz o sono natural (4 a 5 ciclos que duram de 2 a 20 minutos cada), proporcionando tanto o reparo celular, como a recuperação da função imunitária. Também é responsável pela regulação dos ciclos de reprodução e controle hormonal. Como seus níveis diminuem com a idade (10% a 15% a cada década), isso acaba alterando o sono natural.

A Anvisa restringiu a manipulação (mas não a prescrição) da melatonina a um custo menor que R$ 20,00, fora do Brasil, mas aprovou a agomelatina (Valdoxan – que tem ação nos receptores de melatonina), a um custo inicial de R$ 200,00, para tratar os distúrbios do sono e a depressão.

Com o advento da internet, a informação se tornou disponível, mas quando o conhecimento surge fora dos meios convencionais, acaba sendo questionado.

Felizmente, a educação médica continuada não precisa mais estar inserida numa estrutura física, e algumas sociedades médicas, com atitudes isoladas, já questionam algumas informações e disponibilizam cursos em seus sites.

EQUÍVOCOS NA TRAJETÓRIA

Os analfabetos do próximo século não são aqueles que não sabem ler ou escrever, mas aqueles que se recusam a aprender, reaprender e voltar a aprender.
(Alvin Toffler)

Em 1543, Copérnico publicou em seu livro *Da revolução das esferas celestes* sua maior teoria, que demonstrava que a Terra era apenas mais um planeta que tinha uma órbita em torno de um sol fixo, e que girava em torno de seu eixo todo dia.

O movimento da Terra era negado pelos partidários de Aristóteles e Ptolomeu. Eles sustentavam que, caso a Terra se movesse, as nuvens, os pássaros no ar ou os objetos em queda livre seriam deixados para trás. Galileu combateu essa ideia, afirmando que, se uma pedra fosse abandonada do alto do mastro de um navio, um observador a bordo sempre a veria cair em linha reta, na vertical.

Galileu, por defender a ideia de que a Terra não era o centro do universo, foi obrigado a assinar um decreto do Tribunal da Inquisição, em que declarava que o sistema heliocêntrico era apenas uma hipótese. Já a Santa Inquisição condenava tudo que não podia controlar, usando um "poder" que "teoricamente" lhe foi conferido.

Essa história, se mudarmos os personagens, parece algum absurdo se a compararmos com o que acontece hoje?

Vamos, então, analisar alguns assuntos polêmicos, nos baseando nos fatos e não nos mitos criados até o momento.

1. A REPOSIÇÃO HORMONAL

Para compreender onde começaram os mitos que envolvem a TRH (Terapia de Reposição Hormonal), é preciso fazer uma breve retrospectiva.

A expectativa de vida do final do século XIX até a terceira década do século XX ficava entre 47 e 50 anos, ou seja, o término da vida reprodutiva.

Entre 1920 e 1940 ocorreu a descoberta e identificação dos hormônios. Até 1950 ficaram conhecidas as principais ações e funções dos hormônios. Da compreensão até a aplicação passaram-se dez anos (1960), quando surgiram os pioneiros da TRH – Terapia da Reposição Hormonal. Com os recursos da época e o conhecimento básico, as "doses cavalares" acabaram induzindo o aumento do câncer de mama e endométrio, além de muitos efeitos colaterais por desconhecimento das doses terapêuticas, dos mecanismos de metabolização e excreção e dos efeitos a médio e longo prazos do uso de hormônios diferentes dos nossos. Nesse contexto desastroso, a TRH acabou sendo desacreditada e abandonada.

Nos anos 1980 a TRH renasce com novos conhecimentos e múltiplos benefícios, usando hormônios com estrutura molecular diferente mas muito próxima da dos nossos hormônios. Com a redução expressiva das dosagens e novas opções terapêuticas, acabou contribuindo para o aumento da expectativa de vida (65 anos), mas ainda com reservas quanto aos efeitos colaterais pelo uso de hormônios diferentes dos nossos hormônios naturais.

A partir do final do século XX a TRH foi praticamente reinventada, utilizando hormônios produzidos por engenharia genética recombinante e com estrutura molecular idêntica à dos nossos hormônios. Também, tanto as vias de administração como as doses se tornaram mais fisiológicas, proporcionando uma incrível melhoria na qualidade e expectativa de vida.

Mas por que toda essa polêmica com a reposição hormonal? Porque, no contexto atual, realmente ela tem razão de existir. A reposição que conhecemos como hormonal nada mais é do que uma "intoxicação quase hormonal".

A relação de hormônio com câncer foi descoberta com os estudos do DES (dietilbestrol), uma substância que se "parece" com o nosso hormônio, usada de 1948 a 1971 nos Estados Unidos.

Grande parte dos nossos problemas começou ali. Após essa experiência devastadora foram criadas outras substâncias "parecidas" com hormônios, em doses menores, e que foram introduzidas como reposição hormonal.

As substâncias que "simulam" um efeito hormonal são acrescidas dos efeitos colaterais.

Mas qual a diferença? A estrutura molecular.

Para que o nosso hormônio produza o efeito desejado, ele deve se acoplar aos seus receptores na parede da célula.

Esses receptores são específicos e só manifestam sua ação quando a molécula certa é acoplada, como na fechadura de uma porta. A chave, além de entrar, ainda deve conseguir abrir a porta, produzindo uma resposta celular fisiológica que realiza a sua função interagindo com os mecanismos reguladores do sistema nervoso.

Em hormônios "parecidos" com os nossos, a chave entra na fechadura mas não consegue abrir a porta nem interagir adequadamente com os mecanismos reguladores do sistema nervoso. Com isso, se acoplam por mais tempo e acabam se acumulando para produzir uma resposta celular farmacológica que realiza parte da função e produz efeitos colaterais, danificando o receptor ou tornando-o insensível (mecanismo de defesa interno). Por isso, às vezes o hormônio existe, mas não o efeito.

Quando os hormônios "parecidos" começaram a ser produzidos, os pesquisadores não acreditavam que o receptor do hormônio fosse tão exigente e que o acréscimo de radicais poderia causar efeitos tão diferentes, apesar de já terem tido uma experiência no passado.

No início deste livro falamos sobre a descoberta da insulina em 1923 (extraída do pâncreas de animais abatidos) e que por não ser idêntica ao hormônio humano tinha muitos efeitos colaterais.

Existe alguma diferença dessa história com a atual?

Naquela época o compromisso com a ciência era maior, e o fato de a insulina ser vital fez com que os pesquisadores durante 44 anos pesquisassem sua estrutura molecular.

No final da década de 70 conseguiram desenvolver uma insulina idêntica à humana (bioidêntica) através da recombinação de DNA no interior de uma bactéria.

A insulina que usamos há quarenta anos é bioidêntica. Alguém fala que insulina dá câncer? Alguém fala mal dessa insulina? Insulina também é um hormônio!

Alguém acha que quarenta anos depois da insulina bioidêntica, em pleno século XXI, não existe tecnologia para produzir "todos" os nossos hormônios bioidênticos? Tanto existe que são produzidos pelo mesmo laboratório que produz os hormônios "parecidos" com os nossos. A composição molecular dos hormônios é conhecida e pode ser encontrada em qualquer livro de bioquímica ou fisiologia.

Por que a discriminação?

- Moléculas diferentes podem ser patenteadas. O que a natureza produz, não! A indústria farmacêutica acrescenta elementos químicos (radicais) ao hormônio para criar uma nova substância, que pode ser explorada e protegida pela propriedade industrial.
- A manipulação permite a prescrição individual e o ajuste das doses, o que não dá lucro aos laboratórios.

O corpo tem habilidade e sensibilidade para reconhecer substâncias químicas. A alteração de um átomo modifica a resposta.

A fórmula molecular da água é H_2O.

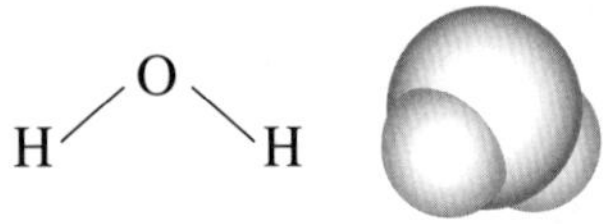

A fórmula molecular da água oxigenada (peróxido de hidrogênio) é H_2O_2. É a mesma fórmula da água acrescida de um oxigênio.

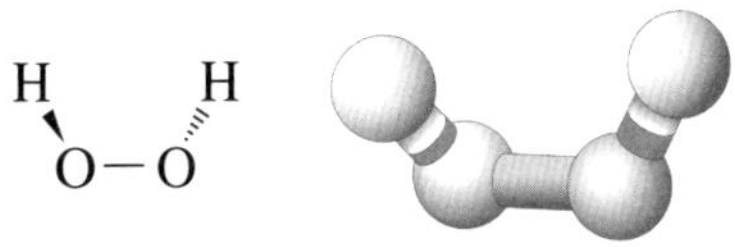

Se na teoria não soubéssemos disso, saberíamos na prática, porque ninguém bebe água oxigenada.

Nosso hormônio	**Composição química**
Progesterona	$C_{12}H_{30}O_2$
Estradiol	$C_{18}H_{24}O_2$
Estriol	$C_{18}H_{24}O_3$
Estrona	$C_{18}H_{24}O_1$
Testosterona	$C_{19}H_{28}O_2$
Triiodotirosina (T3)	$C_{15}H_{11}I_3NO_4$
Tiroxina (T4)	$C_{15}H_{10}I_4NO_4$

Hormônio "parecido"	**Composição química**
Medroxiprogesterona	$C_{24}H_{24}O_4$
Noretinodrel	$C_{20}H_{26}O_2$
Mestranol	$C_{20}H_{29}O_2$
Etinilestradiol	$C_{19}H_{30}O_2$
Isoflavona	$C_{19}H_{17}IO_7$
Undecanoato de testosterona	$C_{30}H_{48}O_3$
Oxandrolona	$C_{19}H_{30}O_3$
Levotiroxina sódica	$C_{15}H_{10}I_4NNaO_4$

O que não se chamar estrogênio, estrona, estriol, progesterona, testosterona, triiodotironina (T3) e tiroxina (T4 – atualmente considerado pré-hormônio) não é igual ao nosso hormônio. Se fosse, não teria um nome diferente.

O hormônio bioidêntico também é produzido num laboratório, mas sua molécula é "igual" à do nosso hormônio.

Quando usamos na reposição hormonal os hormônios "parecidos" com os nossos, o problema aumenta porque os efeitos colaterais dessas substâncias são diferentes dos do nosso hormônio natural.

Estrogênio (geral)	Radical + Estrogênio
• Lubrificação vaginal • Aumenta o interesse sexual • Diminui a resistência à insulina (elo de ligação com as doenças cardiovasculares) • Mantém a densidade mineral óssea • Mantém as concentrações de colágeno na pele	• Aumento da pressão arterial sistólica • Aumento da frequência cardíaca • Aumento do cortisol salivar • Aumenta a desidratação da pele • Aumenta o risco de trombose • Diminui a proteção cardiovascular • Aumenta o risco de câncer

Existem 43 estrogênios, e somente dois tipos têm ação sobre o gene BCL2 (íntima ligação com o câncer de mama e próstata): estradiol e estrona.

Quando estradiol e estriol estão equilibrados, o organismo consegue diminuir a formação da estrona e seus resíduos finais (radicais 16-alfa-OH-estrona e 2-alfa-OH-estrona), possuindo uma ação anticâncer.

O câncer aparece na menopausa porque a progesterona diminui em 99% e os estrogênios passam a ter predominância.

Progesterona	Progestinas
• Diurético natural • Sedativo natural SNC • Normaliza o humor e o comportamento • Aumenta a libido • Inibe a atividade pró-coagulante • Proteção contra a osteoporose	• Retenção hídrica • Irritabilidade • Depressão • Insônia • Redução severa da libido • Potente inibidor da produção de serotonina

Na edição de 2009 do livro *As bases farmacológicas da terapêutica*, de L.S Goodman e A. Gilman, a progesterona foi separada das progestinas. Antes dessa edição a informação se refere à farmacologia e aos efeitos colaterais das progestinas e não da progesterona. Resumindo: o que chamamos de progesterona e o que aprendemos como efeitos colaterais do que chamamos de progesterona se referem às progestinas, e não é impossível que a maior parte dos médicos nem saiba que são duas coisas diferentes, porque a publicidade voltada para médicos e muitos trabalhos confundem esses termos[21].

Na gravidez há uma explosão hormonal, e são liberadas megadoses de estriol e progesterona para sustentar a gravidez. Nesse momento o câncer não aparece.

Enquanto a estrona e o estradiol são proliferativos (pró-câncer), o estriol é antiproliferativo (anticâncer).

Quando as células aberrantes são identificadas, o organismo desencadeia mecanismos de defesa, programando a sua morte. Esse assassinato se chama apoptose. Em concentrações fisiológicas a progesterona inibe o gene BCL2 (íntima ligação com o câncer de mama e próstata) e estimula o gene P53, que avisa à célula aberrante: a morte chegou!

As progestinas (substâncias "parecidas" com a progesterona) não estimulam a ação do gene P53 (fator de morte nas células tumorais em desenvolvimento).

É preciso deixar claro que podemos ter câncer antes de entrar na adolescência ou engravidar, mas, uma vez nessas condições, a explosão hormonal confere uma proteção natural às doenças degenerativas, entre elas o câncer, por causa da prioridade que é a reprodução da espécie.

Testosterona	Radical + Testosterona
• Aumento de massa e força muscular fisiológica • Aumento de performance e desejo sexual • Aumento do transporte de oxigênio • Diminuição da resistência à insulina • Inibição da atividade inflamatória • Melhora das funções cognitivas e da memória • Aumento da capacidade imunológica • Aumento da densidade óssea	• Lesão em ligamentos • Impotência e esterilidade • Suprime a produção endógena de testosterona • Risco de infarto e AVC • Hipertensão • Hipertrofia da próstata • Acne • Calvície • Agressividade • Dores de cabeça • Insônia • Toxicidade hepática • Limitação do crescimento • Virilização em mulheres

A relação da testosterona com o câncer de próstata também é um equívoco da história!

Charles Brenton Huggins era um urologista de Chicago e fez um estudo castrando cães com BPH (hipertrofia prostática benigna) que resultou em encolhimento da próstata após a castração física e desaparecimento das áreas com aparência de câncer. A castração diminuía os níveis de testosterona.

Em 1941 ele aplicou esse conhecimento em seres humanos, baixando o nível de testosterona em pacientes com câncer metastático de próstata através de remoção dos testículos ou administração de estrogênio (castração química).

Huggins demonstrou que a diminuição dos níveis de testosterona baixava os níveis de fosfatase ácida e a administração de testosterona injetável causava um aumento nos níveis de fosfatase ácida.

Conclusão brilhante publicada nos *Archives of Surgery* em 1941: o câncer de próstata no ser humano aumenta ou diminui dependendo dos níveis de testosterona.

Em 1941 não havia nenhum tratamento para o câncer de próstata. Usar testosterona no câncer de próstata era como colocar gasolina no fogo!

Como foi feito esse estudo? Foi aplicada uma injeção de testosterona em três pacientes com câncer de próstata metastático. Somente dois foram apresentados no artigo e um havia sido castrado anteriormente.

Isso é que é ciência! Um mito de 69 anos. A importante afirmação de que a testosterona causa aumento do câncer de próstata metastático (usando a fosfatase ácida) foi feita se baseando em apenas um paciente[22].

Quarenta anos depois...

Em 1981, Willet Whitmore, outro urologista do Sloan-Kettering Cancer Center em Nova York, começou a pesquisar o câncer metastático de próstata com o aumento da testosterona.

Quarenta e cinco de cinquenta e dois homens com câncer de próstata metastático foram tratados com testosterona e tiveram um resultado desfavorável. Esses pacientes tinham sido castrados física ou quimicamente, baixando a testosterona.

Três de quatro pacientes que não tinham sido castrados obtiveram resultados favoráveis! Conclusão: aumentar a testosterona não piora o câncer de próstata metastático em pacientes não castrados previamente.

Vinte e cinco anos depois...

O dr. Abraham Morgentaler, M.D., urologista e professor da Universidade Harvard, tratava seus pacientes que tinham níveis baixos de testosterona (hipogonadismo) com reposição, mas por precaução passou a fazer biópsia antes.

Ao realizar a biópsia, começou a encontrar câncer de próstata oculto em pacientes com toque retal e PSA normais associados a níveis muito baixos de testosterona.

Seis de 33 pacientes tinham câncer de próstata oculto; depois ele aumentou a amostra, e 11 de 77 pacientes tinham câncer de próstata oculto, guardando uma proporção de aproximadamente 14% de incidência.

Conclusões publicadas no *European Journal of Urology* em 2006:

- Baixo nível de testosterona não protege contra câncer de próstata; na verdade, pode aumentar.
- Alto nível de testosterona não aumenta o risco de câncer de próstata, mesmo entre homens que já têm alto risco para isso.
- Contraindicação: pacientes que têm câncer de próstata metastático e que se submeteram a castração.

Segundo o artigo: "Não há agora, nem nunca houve uma base científica para a crença de que a testosterona causa câncer da próstata ou faz com que o câncer da próstata existente cresça"[23].

Uma análise de dezoito estudos prospectivos publicada no *Journal of the National Cancer Institute* em 2008, com 3 mil homens com câncer de próstata e 6 mil sem câncer de próstata (grupo de controle), avaliou os níveis de testosterona total, testosterona livre e outros andrógenos, e não encontrou nenhuma correlação entre câncer de próstata e os hormônios estudados[24].

Um estudo publicado no *International Journal of Cancer* em 2004 já afirmava que não havia evidências convincentes que sugerissem que os homens com elevados níveis de testosterona estivessem correndo grande risco de desenvolver câncer de próstata ou que o tratamento do hipogonadismo com reposição de testosterona aumentasse esse risco. Na verdade, deve-se reconhecer que o câncer de próstata é mais prevalente na vida do homem no momento em que declinam os níveis de testosterona[25].

Outro estudo, feito pela Mayo Clinic em 2000, afirmava que não havia evidências clínicas do risco de câncer de próstata ou de HBP aumentada com a reposição de testosterona transdérmica[26].

Além do mito da testosterona e do câncer, é preciso deixar claro que hiperplasia prostática não vira câncer de próstata e vice-versa. Até podem existir as duas patologias, mas uma não vira a outra. A hiperplasia prostática ocorre no centro da próstata, enquanto o câncer ocorre na periferia da próstata.

Um estudo prospectivo, publicado em *Circulation* em 2007, com 11.606 homens de 40 a 79 anos, de 1993 a 1997 e acompanhado até 2003, mostrou que a relação entre a testosterona e mortalidade por doença cardiovascular é inversamente proporcional.

Testosterona baixa é um marcador do risco da doença cardiovascular. Testosterona alta diminui o índice de mortalidade. Ocorre 41% de redução na chance de morrer quando os homens estão com sua testosterona maior que 564 ng/dl, em comparação com 350 ng/dl. Para cada aumento de 173 ng/dl diminui em 14% a chance de morrer[27].

Outro estudo, publicado no *Journal of Clinic Endocrinology and Metabolism* em 2004, com 29 homens de 57 a 71 anos, realizado pelo departamento de Cardiologia do Hospital Royal Hallamshire no Reino Unido, demonstrou que a reposição da testosterona suprime as citocinas inflamatórias TNF, IL-1ß e IL-6, e potencializa a expressão da citocina anti-inflamatória IL-10, reduzindo a inflamação[28].

Então, quando questionamos se a reposição hormonal causa câncer, precisamos nos perguntar: de qual hormônio estamos falando?

Um estudo comparando hormônios bioidênticos e não bioidênticos foi publicado na revista *Breast Cancer Research.* Nele, 80 mil mulheres na pós-menopausa utilizando diversas formas de terapia de reposição hormonal foram acompanhadas por mais de oito anos[29].

– As mulheres que usaram estrogênio combinado e progestina não bioidêntica tinham um aumento do risco de câncer de mama de 69%, em comparação com o grupo controle.

– Nas mulheres que usaram progesterona bioidêntica em combinação com estrógeno, o risco praticamente desapareceu, comparando-se com o outro grupo.

O mito de hormônios e câncer nos condenou às doenças da velhice, pela ignorância. As droga que "simulam" um efeito hormonal produzem um efeito farmacológico acrescido de efeitos colaterais, enquanto nosso hormônio natural, em condições normais, produz uma resposta fisiológica e adequada ao organismo.

No Congresso da Associação Americana do Coração realizado em novembro de 2009, em Orlando (EUA), foram feitas duas grandes revelações que devem interferir nas condutas dos cardiologistas nos próximos anos. Ambas têm a ver com os hormônios.

O primeiro paradigma confirma os benefícios da terapia de reposição hormonal para mulheres na menopausa.

Há anos, a medicina sabe que a queda brusca dos níveis de estrogênio nesse período prejudica o coração, o que explicaria a explosão de casos de infarto em mulheres após os 55 anos.

Acreditava-se, portanto, que a simples reposição de "hormônios na forma sintética" evitaria o aparecimento dessas doenças, além de amenizar os sintomas incômodos da menopausa, como os calorões e a perda de libido. Mas não é tão simples assim! Uma pesquisa americana acompanhou 654 mulheres durante seis anos e constatou que apenas uma parcela teve benefícios com a terapia de reposição hormonal ("quase hormonal").

Apenas nas que iniciaram o tratamento antes dos 45 anos foi constatada uma redução do número de infartos, AVC e mortes.

No grupo que adotou o método após os 45 anos e no que não tomou hormônios, não houve benefícios para o coração.

Nas mulheres que entraram em menopausa forçada devido a tratamentos ou cirurgia de remoção de ovários ou útero, o tratamento hormonal não teve efeitos para o coração.

Um estudo feito por Hendersen e colaboradores, publicado no *American Journal of Obstetrics & Gynecology* em 1986, já demonstrava o risco cardiovascular como maior causa de mortalidade na pós-menopausa.

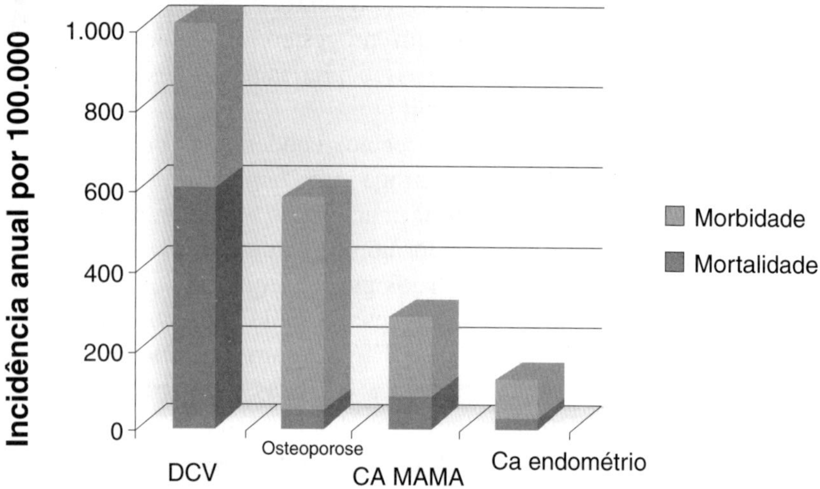

Sabemos que o risco cardiovascular na pós-menopausa aumenta com a idade:

- Até 50 anos – 15:1
- 50 a 60 anos – 5:1
- 60 anos – 1:1, com tendência a 1:2

Infelizmente, o foco atual nem leva em conta esse risco. A terapia de reposição hormonal é avaliada sob o foco ginecológico levando em conta o câncer de mama e endométrio.

O segundo paradigma aponta para uma inimiga do coração até então insuspeitada: a pílula anticoncepcional.

Após avaliar mais de 2,5 mil mulheres com idades entre 35 anos e 55 anos desde 2002, pesquisadores da Bélgica descobriram que o uso do contraceptivo por mais de 10 anos elevou em 20% a 30% o depósito de placas nas artérias, um sintoma silencioso da aterosclerose.

Aos poucos a indústria farmacêutica está fabricando comercialmente os hormônios bioidênticos, sendo o mais conhecido o Ovestrion, e em breve teremos o lançamento do primeiro anticoncepcional bioidêntico pela indústria farmacêutica, o que mudará a conduta no uso de hormônios.

O hormônio bioidêntico industrializado é uma opção, mas a apresentação oral não é a forma mais fisiológica, e a dosagem fixa ainda não é o ideal.

Existem poucos laboratórios com tecnologia para produzir os hormônios bioidênticos sob prescrição. Na forma de creme transdérmico (absorvido pela pele) o efeito fisiológico é preservado. Não danifica o fígado (via oral) nem os rins (via injetável). As dosagens são diferentes porque a via de administração também é diferente.

O que chamamos, erroneamente, de reposição hormonal, na verdade, é uma suplementação (correção do que está faltando) dos nossos hormônios naturais.

Devemos lembrar que mesmo que a fase reprodutiva cesse e a produção hormonal diminua, o corpo ainda produz esses hormônios em pequenas quantidades.

Por que o corpo faz isso?

Porque outros órgãos têm receptores para esses hormônios e estão se beneficiando dele.

O coração e o cérebro têm muitos receptores para testosterona no homem e estrogênio na mulher. A ação dos hormônios andrógenos no metabolismo cerebral vem sendo demonstrada através de trabalhos que questionam se esses hormônios são apenas sexuais.

Uma pesquisa feita pelo Anurs Gerontology Center, em Los Angeles, Califórnia (EUA), em 2006, mostra que a testosterona tem sido identificada como um regulador endógeno da proteína beta-amiloide (responsável pelo mal de Alzheimer) e tem tanto função neurotrófica (melhora a função neural) como neuroprotetora (protege a função neural) para o tratamento e prevenção da doença de Alzheimer[30].

Para entender como os hormônios são importantes, vamos esclarecer alguns conceitos:

Existem três tipos de hormônios:

- Esteroides, que são derivados do colesterol: estrogênios (estrona, estradiol, estriol), progesterona, testosterona, pregnenolona, DHEA, cortisol e aldosterona.
- Proteicos: insulina, glucagon, hormônios da tireoide, hormônio do crescimento, prolactina, adrenalina.
- Ecosanoides, que são derivados dos ácidos graxos ômega-3 e ômega-6: possuem 4 famílias (prostaglandinas, prostaciclinas, tromboxanos e leucotrienos).

Homens e mulheres têm estrogênio, progesterona e testosterona:

- Estrogênios são um grupo de hormônios, sendo que os mais importantes são a estrona, o estradiol e o estriol.
- O que diferencia um homem de uma mulher é a predominância de 1% nos hormônios que definem as características sexuais, ou seja, 1% a mais de testosterona ou 1% a mais de estrogênios.
- Hormônios têm grandes efeitos com pequenas doses.
- Hormônios são mediadores químicos que controlam o crescimento, ciclo reprodutivo, maturação, diferenciação, regeneração, pigmentação, metabolismo, comportamento, homeostase (equilíbrio) e produção de energia do nosso organismo. Se faltarem ou diminuírem, as reações químicas que dependem deles não irão acontecer.

É preciso que fique claro que, ao final da fase reprodutiva, a queda hormonal significa que o corpo já cumpriu seu papel reprodutivo e está se preparando para morrer.

Nos dias atuais, a expectativa de vida no Primeiro Mundo é de 84 anos, mas não fomos feitos para viver tanto. A vida se tornou mais longa, mas a qualidade dessa vida está cada vez mais precária. É a primeira vez que ultrapassamos os limites orgânicos. Estamos aprendendo na prática as consequências de estender a vida quando presenciamos o sofrimento dos nossos entes queridos com as doenças degenerativas e nos perguntamos quando será a nossa vez. Por isso, estamos aterrorizados com a falta do “plano B”.

Se ainda não é possível remediar, a prevenção deveria ser o foco, pois a racionalidade não aceita nenhum dos limites impostos pelo corpo.

Suplementar os déficits como medida preventiva, objetivando níveis fisiológicos, usando os recursos do próprio organismo para consertá-lo de dentro para fora, é uma estratégia inteligente, pois sabemos que nessas condições o organismo sabe se reparar. Não precisamos ficar doentes para suplementar as carências. Devemos detectar as carências para não ficarmos doentes ou termos mais condições de reagir à doença.

Ser médico nestes tempos é um desafio, pelo excesso de normas, consensos e burocracia que acabam fixando informações como imutáveis ou permitidas, quando o ritmo de atualização dessas informações não consegue acompanhar a velocidade da informação.

Um exemplo disso é que a maior parte das pessoas tem medo dos hormônios, porque nem sabe que existem dois tipos de hormônios (idênticos e não idênticos).

Estamos falando de doses fisiológicas e de hormônios idênticos, para manter o metabolismo normal do organismo. Não estamos falando de preparados androgênicos utilizados por fisioculturistas, em doses e vias antifisiológicas.

Também o vínculo da palavra hormônio ao câncer por causa do passado ainda causa assombro na classe médica. Quando se usa o hormônio e existe câncer a culpa é do hormônio; mas quando não se usa hormônio e existe câncer a culpa é de quem?

Os nomes foram dados aos hormônios numa época em que seus efeitos não eram totalmente conhecidos, o que acabou limitando a compreensão das suas funções.

Os hormônios sexuais não servem só para a reprodução, servem também para prevenir o infarto e a osteoporose, regular o sono e a atividade cerebral.

O hormônio do crescimento (GH), só serve para fazer crescer enquanto as epífises (zonas de crescimento dos ossos) estão abertas. Depois que o crescimento cessa, o GH continua sendo produzido em menor quantidade. Por que o corpo mantém esse hormônio se o crescimento foi concluído? Porque agora ele só serve para o reparo.

2. O ÚNICO PROBLEMA COM HORMÔNIOS ESTÁ NA REPOSIÇÃO HORMONAL?

É mais fácil lidar com fatos conhecidos do que com os que desconhecemos.

O DDT (dicloro-difenil-tricloroetano) é um pesticida sintético, da classe dos organoclorados, que foi utilizado após a Segunda Guerra Mundial para o combate ao tifo e à malária. Foi banido de vários países na década de 1970 por ocasionar câncer em seres humanos, interferir na vida animal e ser um poluente orgânico persistente.

Acumula-se na cadeia alimentar porque, à medida que os animais são ingeridos por seus predadores, ele vai trocando de lugar. Infelizmente, como o DDT é facilmente transportado pelo ar e pela chuva, está impregnado na natureza (rios, animais, solo e alimentos) e no nosso corpo. Como é solúvel em compostos orgânicos, fica depositado na camada de gordura dos animais e nos óleos dos vegetais.

No Brasil, só em 2009 o DDT teve seu uso proibido, pela Lei nº. 11.936.

Uma pesquisa publicada no *New England Journal of Medicine* em 1980, feita com mulheres americanas e canadenses, demonstrou a presença do DDT no leite e na gordura dez anos depois da sua proibição[31].

Como agrotóxico é um nome que assusta, então atualmente é chamado de defensivo agrícola. O problema é que esse e outros organoclorados continuam presentes no nosso dia a dia e se "parecem" com o nosso hormônio, tendo uma ação estrogênica pequena mas contínua sobre o nosso organismo.

A Anvisa, em seu relatório anual, em 2002, apresentou os resultados do programa de análise de resíduos de agrotóxicos em alimentos, após analisar 1.278 amostras de frutas e verduras entre junho de 2001 e junho de 2002, em São Paulo, Paraná e Minas Gerais, encontrando resíduos de agrotóxicos em 81,2% das amostras. O maior poder de contaminação se concentra em produtos como morango, mamão, batata, alface, maçã e banana, sendo que o morango e o mamão são os produtos com maior índice de contaminação por herbicidas, fungicidas ou inseticidas.

Os dados levantados em 2002 foram comparados aos resultados obtidos em 2003, e divulgados apenas em 2004. O índice de contaminação do morango saltou de 46% para 54,44%, e no mamão a presença de agrotóxicos evoluiu de 19,5% para 37,36%.

Será que quem consome alimentos naturais, por causa da saúde, sabe a quantidade de agrotóxicos que está ingerindo?

Esses organoclorados também estão presentes nos plásticos das embalagens que usamos para guardar e consumir os alimentos, no papel alvejado com cloro (filtros de café, filtro de cigarro, absorventes higiênicos, papel higiênico, toalhas de papel), nos refrigerantes, solventes industriais, pesticidas...

Outra classe que se "parece" com o nosso hormônio é o xenoestrogênio, que também tem uma ação hormonal pequena mas contínua sobre o nosso organismo. Estes estrogênios estranhos (xeno) são derivados do petróleo e fazem parte da vida moderna.

Os xenoestrogênios estão presentes em plásticos, PVC, isopor, CDs, tecidos sintéticos e garrafas PET. A textura, resistência, dureza e transparência dos plásticos são obtidas graças ao bisfenol A, nonilfenóis e fitalatos, substâncias com conhecida ação estrogênica. Além disso, quando os plásticos são aquecidos liberam mais xenoestrogênio. Então, quando tomamos um cafezinho em copo descartável ou esquentamos comida em plásticos no micro-ondas, temperamos com estrogênio.

Outra classe que se "parece" com o nosso hormônio é a formada pelos fitoestrogênios.

Devemos lembrar que as fórmulas infantis de bebida láctea à base de soja também contêm fitoestrogênios, o que pode colocar em risco a saúde reprodutiva das crianças. Quando crianças são impregnadas com fitoestrogênio, estão tomando pílula. Estão usando hormônios antes da puberdade e afetando sua sexualidade.

A soja, que é rica em fitoestrógeno (isoflavona), está presente na lecitina de soja, no leite de soja, na gordura vegetal hidrogenada e no óleo de soja. As plantas produzem fitoestrogênios como defesa, para diminuir a capacidade reprodutiva dos seus predadores.

Mais uma classe cujos componentes se "parecem" com nossos hormônios é a formada pelos filtros solares.

Em 2005, o The Scientific Committee on Cosmetic Products (SCCP) se reuniu em Bruxelas e recomendou a proibição do uso do 4-MBC (4-metilbenzilideno cânfora) nos cosméticos na Europa por causa de sua ação estrogênica, potencial de bioacumulação e influência negativa na tireoide, podendo afetar os níveis do TSH (hormônio da hipófise que estimula a tireoide) e as taxas dos hormônios tireóideos T4 e T3, induzindo um quadro de hipotireoidismo.

Num estudo alemão, publicado pela revista *Toxicology and Applied Pharmacology* em dezembro de 2005, foram comparados os impactos da administração de fotoprotetores, entre eles o 4-MBC e o 17-beta estradiol. Ao final das avaliações, constatou-se, entre outras ocorrências, que o 4-MBC demonstrou efeito moderadamente estimulante no útero e inibiu o hormônio tireoidiano T4 no sangue, resultando em aumento dos níveis do TSH (hormônio que estimula a produção de hormônios tireoidianos) na circulação sanguínea[32].

Numa publicação anterior, do Instituto de Endocrinologia da Universidade de Berlim, em 2004, apareceu um estudo em que ratas que tiveram os ovários removidos foram tratadas por doze semanas com compostos que apresentavam, de forma suspeita, uma atividade endócrina ou antiendócrina, entre eles o 4-MBC. Como resultados, os níveis do TSH (hormônio que estimula a produção de hormônios tireoidianos) no sangue e dos hormônios da tireoide (T4/T3) foram levemente alterados[33].

O 4-MBC também é conhecido pelos nomes Eusolex 6300, Parsol 5000 e Neo Heliopan, compostos químicos patenteados que estão nos protetores.

Outra substância presente em 90% das marcas de protetor solar é o OMC (octilmetoxicinamato), que também possui ação estrogênica.

Cientistas do Departamento de Química da Califórnia analisaram a geração de ROS (espécies reativas de oxigênio) induzidas pelos raios ultravioleta mediante aplicação de octocrileno, OMC e benzofenona-3.

Ficou evidenciado que o número de ROS é dependente do tempo de permanência do filtro na pele. Os resultados coletados após 60 minutos demonstraram que os filtros solares aumentam a geração de radicais livres séricos (no sangue). Esses resultados estão num estudo publicado pela *Free Radical Biology and Medicine* em 2006[34].

Segundo um artigo publicado na revista *Biomaterials* em 2010, o uso de nanopartículas de óxido de titânio (TiO_2 NPs), que existe em muitos bloqueadores solares e cremes dentais, pode prejudicar a capacidade de memória e de reconhecimento espacial, por perturbação dos sistemas de neurotransmissores. Isso ficou evidenciado no estudo em ratos, portanto, a exposição do TiO_2 NPs no cérebro humano ainda é obscura[35].

Os estudos da toxicidade dos filtros solares se iniciaram em 2001, a partir da constatação da bioacumulação ambiental desses produtos, especialmente em peixes. Além disso, os filtros solares podem ser absorvidos pela pele.

Em estudo publicado no *The Journal of Investigative Dermatology* em 2004, pesquisadores dinamarqueses avaliaram os parâmetros de absorção cutânea do 4-MBC, do OMC e da BP-3 (benzofenona-3).

O estudo foi realizado em 32 voluntários sadios, entre eles 15 homens e 17 mulheres na pós-menopausa que aplicaram 2 mg/cm^2 de creme contendo MBC 10%, OMC 10% e BP-3 10%.

A presença dos três filtros foi constatada na corrente sanguínea após avaliação da concentração plasmática. Os filtros também foram encontrados na urina, e nos homens foi inclusive notada uma diferença nos níveis de estradiol sérico (no sangue)[36].

Na formulação de quase todos os protetores solares existem metilparabenos e metilbenzenos, substâncias que, além de terem ação estrogênica, são poluentes ambientais.

Na bula de qualquer medicamento vem escrito "manter em local fresco e ao abrigo da luz". Os filtros solares seriam os únicos medicamentos que fugiriam a essa regra?

Infelizmente, ao utilizar filtros estamos catalisando o dano ao nosso DNA, gerando radicais livres, absorvendo compostos tóxicos pela pele, transferindo esses tóxicos pelo sangue e acumulando estrogênio em pequenas quantidades no organismo. Tomamos pílula inconscientemente.

Apenas algumas pessoas fazem reposição hormonal, mas todas as outras pessoas, de uma forma ou de outra, se submetem a "intoxicação quase hormonal involuntária", pela ignorância. Estamos imersos em estrogênio, e nós é que estamos produzindo a doença.

Os problemas com a concepção, pela inviabilidade dos espermatozoides, pela infertilidade das mulheres, são apenas o início dos nossos problemas.

Durante a gravidez a mulher se expõe e expõe o feto aos estrogênios ambientais. Depois que o bebê nasce, transmite a ele um leite materno rico em tudo de que o bebê precisa, enriquecido com estrogênio "estranho". Se parar de amamentar, a mamadeira feita de plástico PET continuará a fazer esse papel.

Na infância e pré-adolescência a criança se expõe a um excesso de hormônios femininos "estranhos" por usufruir da industrialização, antecipando a consciência da sexualidade. Na adolescência a explosão hormonal confere as características femininas ou masculinas ao indivíduo, o qual novamente se submete aos estrogênios "estranhos", provenientes da industrialização, antecipando as doenças da fase adulta.

Todas as substâncias que têm comportamento hormonal e "imitam" os hormônios humanos se transformam em "corruptores hormonais". Um corruptor hormonal é uma substância que interfere na síntese, secreção e transporte, e se acopla ao receptor por mais tempo que o normal, causando perturbações no equilíbrio, reprodução, desenvolvimento e comportamento. Isso impede a ação do nosso hormônio, porque o receptor está ocupado ou corrompido.

A cada vinte anos diminui em 25% o número de espermatozoides pela ação dos disruptores hormonais:

- 1950 – 150 milhões de espermatozoides
- 1970 – 75 milhões de espermatozoides
- 1990 – 50 milhões de espermatozoides

Há evidências de que o declínio do número de espermatozoides entre 1938 e 1990 está colocando em risco a reprodução da espécie[37].

O *Journal of Andrology*, em 2006, relatou um estudo com 116 homens com idades entre 19 e 35 anos que viviam em locais onde o DDT foi utilizado até 2000, como no Brasil. O resultado foi uma diminuição drástica do número médio de espermatozoides viáveis ao longo do tempo[38].

Se o objetivo for exterminar a espécie, acho que estamos no caminho certo. Sabemos onde está o problema e somos responsáveis por não nos preocuparmos com os resíduos que produzimos e com as substâncias químicas que consumimos.

Talvez, se o mundo ficar mais feminino, consigamos extinguir a Lei de Gerson: "O importante é levar vantagem em tudo!".

3. O SOL E O CÂNCER DE PELE

Afinal, o sol faz bem ou mal à saúde? Um exemplo disso é a proibição do sol pelos dermatologistas e o aconselhamento do sol pelos geriatras.

Vamos analisar de qual radiação solar estamos falando.

A radiação UV é dividida em três tipos, de acordo com a amplitude de onda:

UVA

- Constitui 95% da radiação ultravioleta que chega à superfície da Terra.
- Atinge a epiderme (camada mais superficial da pele) e a derme (camada mais profunda da pele) e está relacionada com o envelhecimento cutâneo.
- Atravessa o vidro e não é afetada pela atmosfera, nem mesmo pelas alterações de espessura da camada de ozônio.

UVB

- Constitui 5% da radiação ultravioleta que chega à superfície da Terra.
- Atinge a epiderme e parcialmente a derme e está relacionada com o envelhecimento cutâneo.
- Não atravessa o vidro e é filtrada parcialmente pela camada de ozônio. Quanto mais fina a camada de ozônio (equador), maior a passagem de UVB.

UVC

- Não chega à superfície da Terra porque é absorvida pelo oxigênio e pelo ozônio, mesmo quando a camada de ozônio está na sua menor espessura. O buraco na camada de ozônio na realidade não é um orifício, é uma diminuição na espessura dessa camada.
  Quando se diz que o sol causa câncer de pele, é verdade, mas causa cânceres de evolução a médio e longo prazo, que podem ser tratados desde que sejam percebidos. Então vamos esclarecer: de qual câncer de pele estamos falando?
- 70% dos cânceres de pele são CBCs (carcinomas basocelulares), que têm uma evolução muito lenta e são tratados por cirurgias ambulatoriais.
- 20% dos cânceres de pele são CECs (carcinomas espinocelulares), que têm uma evolução mais rápida, porém frequentemente evoluem numa lesão preexistente e também são tratados por cirurgias ambulatoriais.
  Os dois tipos citados acima são causados pela radiação solar.
- Dentro dos 10% restantes, além de outros tumores, também está incluído o melanoma, que é uma forma maligna e a mais perigosa, um câncer de evolução rápida e que pode gerar metástases para os órgãos internos, levando muitas vezes à morte.

Então vamos falar sobre o melanoma:

Predominância:
- Sexo masculino.
- Raro na puberdade.
- Ocorre em todas as raças; menos comum na raça negra.

Localização:
- 91,2% na pele.
- 5,3% os olhos.
- 1,3% nas mucosas.
- 2,2% em outros lugares.

Classificação:

a) Lentigo Melanoma Maligno

É o melanoma que surge sobre uma melanose (mancha pigmentada – lentigo). É a forma clínica menos comum de melanoma, correspondendo a menos de 5% dos melanomas. De todos os tipos clínicos, é o que tem melhor prognóstico por ter origem nos melanócitos epidérmicos. Ocorre nas áreas expostas. Mais comum no idoso.

Este é o melanoma que ocorre nas áreas expostas. Daqueles 10% de cânceres de pele de que falamos anteriormente, só 0,5% (5% dos 10%) são de melanomas em áreas expostas.

- Para sua ocorrência é preciso existir uma lesão preexistente (lentigo) e que se torne maligna.
- Se é comum em idosos, significa que houve tempo para o diagnóstico.

Gostaria de saber como o filtro solar pode prevenir este melanoma? Não seria mais adequado fazer visitas periódicas ao dermatologista e tratar o lentigo?

b) Melanoma Extensivo Superficial

É a forma clínica mais frequente, e que se associa a lesões névicas (lesões mais altas e pigmentadas), constituindo 70% dos melanomas.

Ocorre entre 45 e 55 anos, no tronco e no dorso de homens e nos membros inferiores em mulheres. Prognóstico moderado: intermediário entre lentigo melanoma maligno e melanoma nodular.

Este melanoma ocorre em áreas mais cobertas. Daqueles 10% de cânceres de pele de que falamos anteriormente, só 7% (70% dos 10%) são de melanomas em áreas não expostas constantemente.

- Para sua ocorrência é preciso existir uma lesão preexistente (nevo) e que se torne maligna.
- Se é comum entre 45 e 55 anos, significa que houve tempo para o diagnóstico.

Também gostaria de saber como o filtro solar pode prevenir este melanoma? Volto a afirmar: não seria mais adequado fazer visitas periódicas ao dermatologista e monitorar os nevos?

c) Melanoma Nodular

É a forma mais frequente depois da forma extensiva superficial, representando aproximadamente 30% dos melanomas. Ocorre a partir dos 50 anos, no tronco e no dorso de homens e nos membros inferiores em mulheres (sendo duas vezes mais frequente em mulheres). Tem o pior prognóstico pelo crescimento radial precoce (cresce se aprofundando), com grande potencial de metástases.

Este melanoma ocorre em áreas mais cobertas. Daqueles 10% de cânceres de pele que falamos anteriormente, só 3% (30% dos 10%) são de melanomas em áreas não expostas constantemente.

Este tipo deve ser monitorado pela evolução. Antes de aparecer um nódulo, apareceu uma mancha irregular.

Continua querendo saber como o filtro solar pode prevenir este melanoma se ele se encontra em áreas não expostas? Volto a afirmar: não seria mais adequado fazer visitas periódicas ao dermatologista?

d) Melanoma Lentiginoso Acral ou Melanoma Acral

É a forma de melanoma mais comum em negros e asiáticos. Ocorre a partir dos 60 anos, na região dos pés, mãos, ponta dos dedos e unhas (áreas menos pigmentadas da palma, plantas e regiões entre os dedos).

Também tem o pior prognóstico pelo crescimento radial precoce (cresce se aprofundando e se alargando) com grande potencial de metástases.

Este tipo deve ser monitorado pela evolução e dificuldade de visualização pelo idoso. Se este tipo ocorre em negros, que têm muita melanina no corpo inteiro, por que escolhe as áreas menos pigmentadas?

Continua querendo saber como o filtro solar pode prevenir esse melanoma? Continuo afirmando: não seria mais adequado fazer visitas periódicas ao dermatologista?

Uma avaliação de 496 laudos anatomopatológicos de melanoma diagnosticados no município de Florianópolis, SC, entre 1999 a 2004, publicada nos *Anais Brasileiros de Dermatologia* em 2007, demonstra a distribuição segundo a frequência de melanoma em relação ao tipo histológico e Breslow (mede a espessura do tumor)[39].

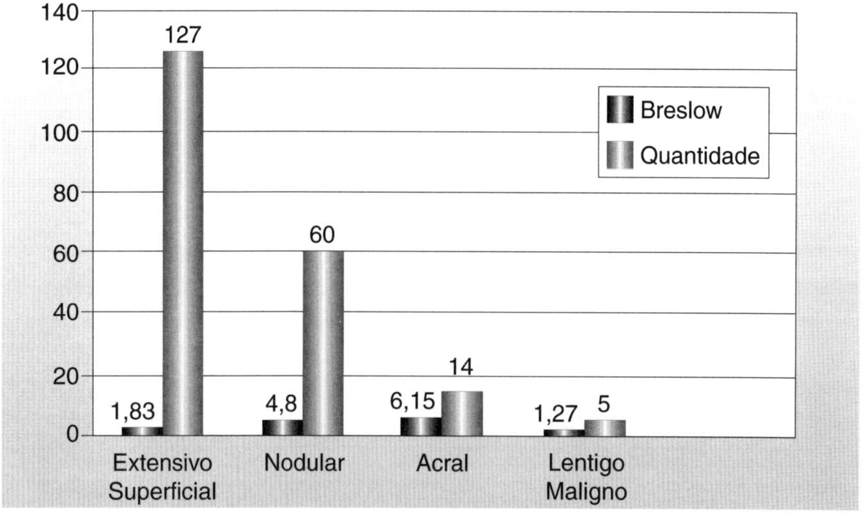

Pela lógica, deveriam existir mais casos de câncer na linha do equador, mas não é isso que acontece. A incidência do melanoma é maior nas regiões mais frias (acima do Trópico de Câncer e abaixo do Trópico de Capricórnio).

O Registro de Câncer Finlandês serviu de base para uma revisão de 2.501 casos de melanoma entre 1953 a 1973. A idade de incidência foi igual em ambos os sexos. O risco mais do que duplicou durante o período do estudo. Os locais mais comuns de melanoma em homens foram o tronco (48%) e membros inferiores (17%), e nas mulheres os membros inferiores (36%) e o tronco (28%).

A taxas de incidência em cada faixa de idade foram maiores em áreas urbanas do que nas zonas rurais e nas partes mais elevadas do Sul do país do que em áreas do Norte. O gradiente Norte-Sul foi atribuído ao grau de urbanização e não necessariamente ao efeito da latitude em si.

Melanomas no tronco em ambos os sexos e nos membros inferiores em mulheres aumentaram significativamente com o tempo e com a idade e se estabilizaram em seguida.

Por outro lado, os melanomas de cabeça e pescoço em ambos os sexos e os dos membros inferiores em homens não aumentaram com o tempo, e o risco aumentou ao longo da vida.

Esses resultados não estão totalmente em conformidade com a hipótese da associação entre a luz solar e o risco de melanoma, e se conclui que o reconhecimento da luz solar como o único fator de risco importante de melanoma cutâneo pode ser uma simplificação de um problema complexo[40].

Pudemos ver que a urbanização (excesso de luz artificial) tem influência nesta doença, assim como a diminuição da luz natural que ocorre nas regiões mais frias. Curiosamente, à medida que os filtros solares foram se tornando mais populares após a década de 70, o melanoma também aumentou.

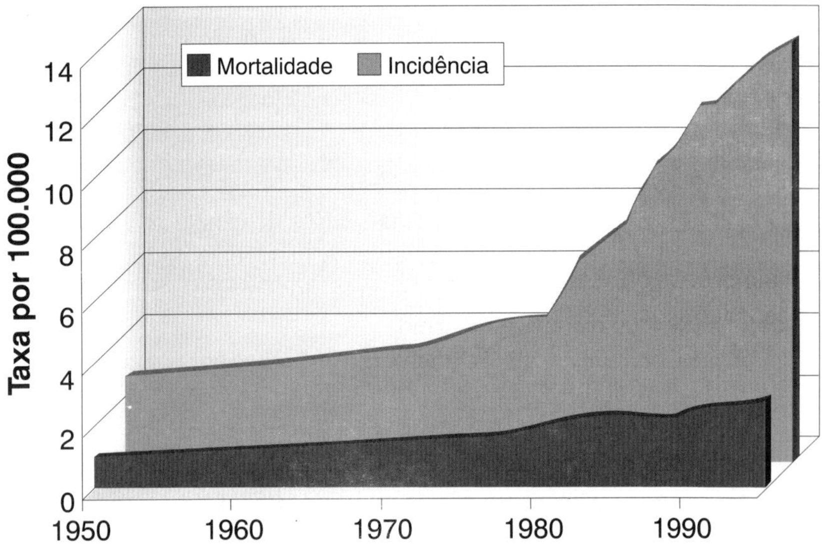

Incidência e taxa de mortalidade do melanoma invasivo nos Estados Unidos de 1950 a 2000. Adaptado de Rigel et al.[41]

A cidade de Queensland, na Austrália, teve a maior incidência de melanoma cutâneo invasivo no mundo na década de 1970, e foi lá que os filtros solares começaram a ser fortemente recomendados pela classe médica[42].

Devemos lembrar que sem sol não produzimos vitamina D, não fixamos cálcio nos ossos e predispomos o organismo à osteoporose.

Foram comparados os níveis de vitamina D (25-OH vitamina D) em pessoas com menos de 60 anos, utilizando latitudes de três regiões da Austrália:

- Queensland do sudeste (27°S, 167 mulheres e 211 homens).
- Região de Geelong (38°S, 561 mulheres).
- Tasmânia (43°S, 432 mulheres e 298 homens).

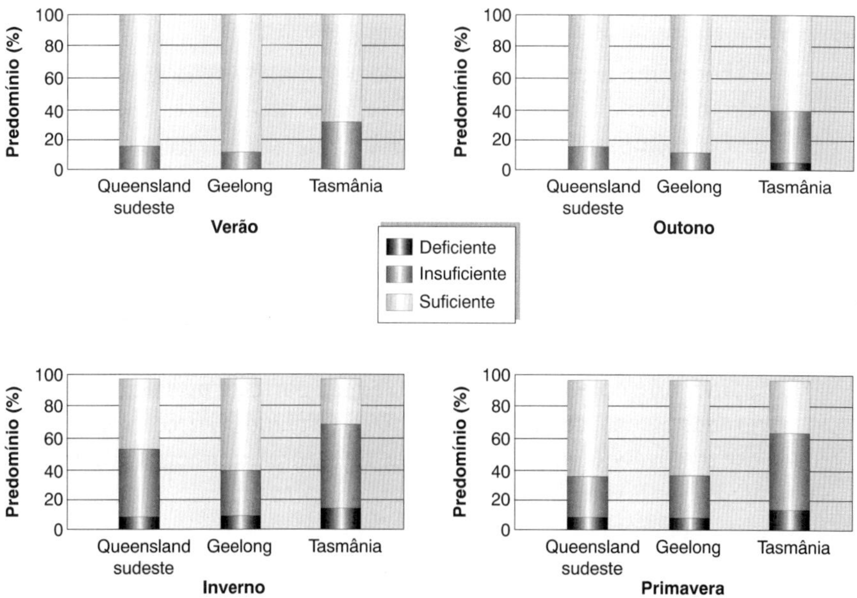

A contribuição da latitude também foi evidente, mas de menor magnitude. Em alguns meses, quando a proteção à exposição solar é mais recomendada (com base no índice UV), houve um aumento da insuficiência ou mesmo a deficiência de vitamina D[43].

A vitamina D pode não ser apenas uma vitamina, pois é derivada do colesterol (hormônios esteroidais), que produz ergosterol, e que sob a ação do sol modifica sua forma química para se transformar em vitamina D.

A diminuição da produção da vitamina D pelo excesso de proteção solar, condições climáticas e geográficas pode ser uma perda da proteção natural contra o melanoma cutâneo e expressão de um problema interno.

OS PROBLEMAS NA TIREOIDE

Será que os problemas na tireoide sempre existiram, ou eles realmente aumentaram nos últimos anos?

O hormônio tireoidiano é formado pela combinação de tirosina e iodo, necessitando da presença de alguns mediadores químicos (zinco e selênio) para sua formação.

A tirosina não é um aminoácido essencial, e por isso não é produzida pelo organismo, necessitando estar presente na alimentação.

O iodo tem pouquíssimas fontes na alimentação, entre elas os peixes, frutos do mar e o sal de cozinha. Se o indivíduo restringe o sal e não tem hábito de comer peixes, já tem sua fonte de iodo arruinada.

O sal de cozinha, por sua vez, perde 97% do iodo no seu refinamento, e como o sal marinho não faz parte da mesa da maior parte das pessoas, não é de se admirar que a glândula tireoide esteja se especializando para "tirar água de pedra", aumentando seu tamanho, se tornando mais nodular e por fim criando anticorpos contra ela mesma.

Então, muitas vezes a glândula tireoide está apta para a produção do hormônio tireoidiano, mas a deficiência de tirosina, iodo, selênio e zinco na alimentação pode induzir um hipotireoidismo subclínico e tireoidite de Hashimoto, cuja causa é idiopática (causa indefinida).

Se a formação do hormônio estiver adequada, o hormônio inativo (T4) ainda deve se transformar em ativo (T3) nos tecidos. T4 livre é um pré-hormônio, que pode se transformar tanto em T3 (hormônio ativo) como em T3 reverso (hormônio inativo). Para efeito de diagnóstico, na maioria dos casos são pedidos os valores de TSH e T4 livre. Se não houver alteração, a investigação cessa.

Se a investigação vai até a metade do caminho, como poderemos dizer o que aconteceu com a conversão do T4 para T3? A quantidade de hormônio ativo está ok? Se não houver níveis fisiológicos de T3, como poderemos converter o T4 para T3? Se T3 diminui com a idade e o T4 não, por que só medimos T4? E por que o paciente não está melhorando?

A American Association of Clinical Endocrinologists, em 2003, mudou os valores do TSH de 0,5-5,0 mIU/L para 0,3-3,0 mUI/dl, mas nos resultados dos exames os valores antigos ainda prevalecem, gerando conflito na conduta. Hoje, o limite aceito é 2,0, mas já se admite 1,0 como o limite máximo ideal para prevenir a oxidação e formação da placa dura de colesterol.

Se a faixa de normalidade do TSH está desatualizada, os aspectos nutricionais não estão sendo levados em conta, e a conversão e a utilização do hormônio ativo não estão sendo monitoradas, então é bem provável que muitos pacientes não estejam sendo tratados.

Quando algum médico questiona o exame, vários outros vão dizer que o colega está variando. Variando ou raciocinando?

No tratamento do hipotireoidismo temos os mesmos problemas na reposição hormonal: o hormônio que usamos não é idêntico ao nosso.

Nosso hormônio	Composição química
Triiodotirosina (T3)	$C_{15} H_{11} I_3 NO_4$
Tiroxina (T4)	$C_{15} H_{10} I_4 NO_4$

Hormônio "parecido"	Composição química
Levotiroxina sódica	$C_{15} H_{10} I_4 N Na O_4$

De 1991 a 1997 as empresas que produzem T4 sintético receberam advertências e/ou punições do FDA, por fabricarem produtos com sérios problemas de potência e estabilidade[44].

Um trabalho realizado no North Shore University Hospital (EUA) e divulgado em 2008 demonstra que muitos dos pacientes com hipotireoidismo tratados com T4 sintético (levotiroxina sódica) não são capazes de convertê-lo em T3[45].

Então por que usamos um hormônio tireoidiano diferente do nosso?

Se não bastassem os problemas de produção e de conversão, ainda temos o problema da competição.

Alguém já se perguntou por que usamos flúor na água? A resposta óbvia é a prevenção das cáries, porém essa prevenção é mais eficaz se mudarmos os hábitos de higiene e alimentação e fizermos visitas regulares ao dentista.

Após a ingestão do flúor, este é absorvido no estômago e no intestino delgado (quanto mais ácido, maior sua absorção). Depois de transportado pelo plasma, 50% são excretados na urina durante as primeiras 24 horas, enquanto a parte remanescente se associará aos tecidos calcificados (substituindo os radicais hidroxila e se incorporando à estrutura dos cristais de apatita). Essa associação diminui a flexibilidade necessária aos tecidos ósseos para absorver impactos, tornando-os rígidos e quebradiços (fluorose). Nos dentes, além da resistência, altera a cor.

Quando lemos o rótulo de águas minerais, percebemos o termo "fluoretada na fonte". Isso significa que aquela água já tem flúor naturalmente. Os rótulos não são claros quanto à quantidade desse flúor e algumas populações podem ser prejudicadas.

O Departamento de Geologia do Instituto de Geociências (IGC) e a Faculdade de Odontologia da Universidade Federal de Minas Gerais (UFMG) mapearam em 2003 a fluorose endêmica e suas fontes na Zona Rural de São Francisco, no Norte de Minas, a 536 quilômetros de Belo Horizonte.

Foram examinadas 285 pessoas de 6 a 22 anos. Noventa por cento da população examinada tinha fluorose dentária. Desse universo, 30% apresentaram casos sérios, com perdas da estrutura do dente.

Os pesquisadores comprovaram a associação da endemia ao consumo da água subterrânea, devido à fluorita, um mineral existente na região.

Mas qual a importância disso? Os elementos químicos são distribuídos na Tabela Periódica pelo peso molecular.

1º - Flúor

2º - Bromo

3º - Cloro

4º - Iodo

5º - Astato

O iodo, em peso molecular, é o quarto elemento. Antes dele vêm o flúor (água e pasta de dentes), bromo (pão), cloro (água e substâncias alvejadas – saquinho de chá, filtro de papel).

Todos esses elementos competem pela molécula de tirosina, e por esse motivo a terapia com flúor já foi usada para tratar o hipertireoidismo.

O flúor deveria se restringir ao uso tópico (local) e não sistêmico, pois seu excesso é tóxico e cumulativo.

Além disso, existe uma total confusão nas alergias ao iodo. Como podemos ser alérgicos ao iodo, se ele é essencial ao organismo? De qual iodo estamos falando?

- Iodo orgânico ou metaloide: é o iodo usado via oral.
- Iodo quelado ou quelato: é o iodo ensanduichado artificialmente dentro de uma proteína para aumentar seis a oito vezes sua absorção via oral.
- Iodo tintura: iodo associado a outros antissépticos para uso tópico.
- Iodo radioativo: iodo associado a um radical radioativo para uso endovenoso (contraste).

A alergia ao iodo está relacionada ao tipo de iodo, associação com substâncias químicas, acréscimos de radicais e vias de administração tópica (contato) e endovenosa (contrastes). A via oral é menos suscetível às alergias, pois o aparelho digestivo tem a mesma origem embrionária da glândula tireoide. Quando uma alergia ao iodo é atribuída à alimentação, devemos nos perguntar qual conservante esse alimento utilizava. Alguém tem alergia ao sal? Alguém é alérgico ao hormônio tireoidiano?

Precisamos analisar melhor os fatores que influenciam a função tireoidiana, porque a própria história clínica já demonstra quando existe algo errado. Também precisamos lembrar que o exame é o retrato de "um momento", o momento da coleta do sangue. Como o organismo é dinâmico e a clínica continua sendo soberana, aí começam os problemas: a falta de análise do contexto.

O EFEITO REAL DO ESTRESSE NA SAÚDE

A manifestação mais comum do estresse é a alteração dos padrões de energia, que passa do excesso (vida noturna) para a escassez (fadiga matinal), até chegar ao limite e ocorrerem os "apagões" (crises de energia).

A imunidade acaba comprometida, aumentam as alergias na fase adulta e doenças autoimunes.

Nas reações de luta e fuga (perigo virtual constante) desencadeadas pelo ritmo de vida e por fatores estressantes crônicos, a glândula tireoide acaba solicitando mais cortisol do que o organismo consegue produzir. Essa glândula tem a capacidade de se adaptar ao estresse até um limite, mas quando sua produção diminui passa por três fases com histórias clínicas diferentes.

Estressores crônicos da vida diária

- Divórcio.
- Morte de familiares.
- Infelicidade no trabalho.

Estressores agudos da vida diária

- Engarrafamentos.
- Dívidas.
- Tensão Familiar.
- Ruídos.
- Multidões.
- Distúrbio do sono.
- Isolamento.
- Fome.
- Perigo.

O colesterol e a progesterona são precursores do cortisol. Se o indivíduo for uma mulher na menopausa, sua progesterona já diminuiu 99%. Se a produção de colesterol não estiver adequada, não existe matéria-prima para suprir a demanda.

Muitas pessoas dizem que estão com alterações no seu cortisol baseando-se nos sintomas. Se a dosagem do cortisol se tornasse uma rotina para pacientes anoréxicos, com depressão severa, alterações dos padrões de energia e temperatura, alguns pacientes no pré-operatório ou em UTIs, haveria uma surpresa, pois a deficiência de cortisol é mais comum do que se imagina.

A Síndrome de Burnout, muitas vezes confundida com estafa ou depressão, representa o início da fadiga ou exaustão adrenal, um problema silencioso, arrastado e que raramente será detectado até atingir sua forma mais grave: a doença de Addison.

Foi publicado um estudo no *Journal of Clinical Endocrinology & Metabolism*, com 1.675 pacientes (995 mulheres e 680 homens) com diagnóstico de insuficiência adrenal primária durante o período de 1987 a 2001, utilizando dados do Hospital Nacional da Suécia. O acompanhamento foi feito até o final do *follow-up* ou morte. Em comparação com a população em geral, foi observado que o risco de morte era duas vezes maior em pacientes com doença de Addison. Quinhentos e sete pacientes morreram durante o período do estudo. A doença cardiovascular e doenças infecciosas foram responsáveis pela maior taxa da mortalidade[46].

Baixos níveis de cortisol são incompatíveis com a vida. Então, quando ouvimos falar que uma pessoa morreu de desgosto ou de depressão, algo no organismo teve que falir para que essa morte acontecesse. Quando outros sintomas estão associados, ocorre um desequilíbrio em cascata que mascara a condição inicial.

O tratamento da fadiga adrenal na fase aguda é a mudança do estilo de vida, e na fase crônica, quando há comprometimento dos níveis de cortisol para manter a energia, está indicada a reposição de uma pequena fração de cortisol para dar suporte (não para suprimir). Assim, não seria necessário esperar o paciente ficar cinza (alteração da pigmentação da pele na forma mais grave) para fazer o diagnóstico.

A prescrição de cortisol a um paciente é apenas o início dos problemas de comunicação, porque as literaturas médica e leiga não entram em acordo sobre os termos cortisol, cortisona, hidrocortisona, acetato de hidrocortisona e corticoide. A primeira informação errônea é de que é tudo a mesma coisa.

Quando falamos de cortisol (hidrocortisona), estamos falando de cortisol bioidêntico.

Nosso hormônio	Composição química
Cortisol (hidrocortisona)	$C_{21} H_{30} O_5$

Não estamos falando do cortisol "parecido" com o nosso (radical + hidrocortisona)!

Hormônio "parecido"	Composição química
Cortisona ou acetato de hidrocortisona	$C_{23} H_{32} O_6$
Prednisolona	$C_{21} H_{28} O_5$
Dexametasona	$C_{22} H_{29} F O_5$
Succinato sódico de hidrocortisona (Solu-Cortef)	$C_{25} H_{33} Na O_8$
Fosfato de sódio da hidrocortisona	$C_{63} H_{90} Na_3 O_{19} P$

Quando falarmos em efeitos colaterais, devemos perguntar: de qual substância estamos falando?

Os compostos hormonais diferentes do nosso hormônio têm efeitos colaterais e ações diferentes do nosso hormônio natural.

Cortisol (hidrocortisona)	Radical + hidrocortisona
• Produção de energia. • Controle do peso. • Controle da pressão arterial e ritmo cardíaco. • Resposta ao estresse. • Resposta imunológica. • Função anti-inflamatória. • Regula a testosterona, estrogênio, DHEA, insulina, hormônios tireoidianos e aldosterona.	• Retenção hídrica. • Aumento do peso. • Hipertensão. • Favorece a osteoporose. • Favorece a resistência insulínica. • Retarda a cicatrização. • Diminuição da imunidade. • Reações alérgicas sistêmicas (taquifilaxia).

É difícil mudar os conceitos após anos de lavagem cerebral, mas nos livros de farmacologia a diferença é clara, e se o nosso cortisol natural trouxesse tantos efeitos colaterais em doses fisiológicas, não estaríamos aqui discutindo este assunto.

O outro problema é o diagnóstico. O melhor método para dosar cortisol é o exame de saliva, porque pode ser coletada em casa, sendo coletadas cinco amostras. A primeira coleta é feita na cama ao acordar, enquanto as outras ocorrem a cada três horas, monitorando os pulsos de liberação do cortisol durante o dia.

Se for coletado o cortisol "no sangue" após uma hora do horário de despertar, o primeiro pulso do cortisol já acabou e o resultado não será confiável.

Imagine chegar ao laboratório e dizer à atendente que tem que colher o sangue até uma hora depois do horário em que despertou. Até ela confirmar essa informação, seu humor já ferveu e uma dose maciça de cortisol foi liberada. Na coleta ainda vem o estresse da picada da agulha, aumentando mais ainda o cortisol. Sabe quando o cortisol no sangue poderá ser um bom parâmetro? Quando a coleta acontecer em casa e o técnico do laboratório ficar aguardando pacientemente você despertar. Isso resolve o problema da manhã, mas não demonstra os níveis durante o dia.

Sabe quando será feito um diagnóstico de fadiga ou exaustão adrenal? Nunca!

O nosso genoma não se modificou nos últimos oitenta anos, portanto ainda estamos em fase de transição. A forma de pensar do mundo moderno aceita o estresse como parte da vida, mas na prática não fomos feitos para esse estilo de vida.

POR QUE A NOSSA SAÚDE TENDE A PIORAR?

Senhor, dê-me serenidade para aceitar o que não pode ser mudado;
A coragem para mudar o que pode ser mudado;
E a sabedoria para distinguir uma coisa da outra.
(Oração da serenidade)

Com tanta informação, a saúde coletiva deveria estar repleta de perspectivas futuras, mas infelizmente a medicina corporativa criou um grupo de normas, rotinas e condutas que submete a introdução de novos tratamentos a sua aprovação. Diante do contraste entre os avanços e a dificuldade de implementação, fica fácil compreender por que alguns grupos de médicos são considerados idealistas.

A medicina personalizada que existia nos hospitais e consultórios médicos nas décadas de 60 e 70 aos poucos acabou envolvida por estruturas empresariais organizadas, que permitiram tanto a evolução como o acesso a novas tecnologias.

Sabemos que quando existe um investimento financeiro, também existe a preocupação com o seu retorno. Assim, o modelo de medicina que acabou sendo difundido foi um modelo que pudesse ser controlado (número de atendimentos e procedimentos) e ser reproduzido (rotinas).

A remuneração passou a se basear na produção. Então, o acompanhamento fora das consultas, a prevenção aconselhada e as conversas informais passaram a não ter mais lugar nesse modelo.

Medicina curativa: esse é o modelo atual!

- Está focado na urgência e emergência.
- Está focado no sintoma.
- Está focado na doença.
- Está focado no diagnóstico.
- Está inserido na estrutura hospitalar.
- Está submetido ao Sistema Único de Saúde (SUS), às estruturas particulares de atendimento (hospitais e clínicas) e às regras dos planos de saúde.

Esse modelo tem sua liberdade vigiada, ora pelas normas, ora pela pressão financeira, ora pela pressão pelo número de atendimentos diários. Acaba focando no problema imediato, seguindo rotinas preestabelecidas, realizando intervenções, orientando o paciente e, às vezes, consegue fazer um acompanhamento adequado quando o paciente retorna. Quando o médico discorda da conduta estabelecida num caso clínico, acaba se sentindo intimidado e coloca seu emprego em risco ao assumir uma postura diferente da opinião dos colegas ou da estrutura.

Saindo da estrutura hospitalar, temos as clínicas e consultórios, que mesmo estando em outro ambiente seguem os mesmos preceitos: têm convênios com os planos de saúde. Muda a liberdade dentro do ambiente, mas as regras, não.

Nas décadas de 60 e 70, a maior parte do atendimento em consultórios era de clientes particulares. Hoje, a maior parte é de convênios.

O que mudou com isso? O acompanhamento!

O plano de saúde criou contratos com usuários e prestadores de serviços baseados na consulta e nos procedimentos. Permite apenas uma consulta mensal para o mesmo médico, determina o número de exames por ano e submete os pedidos de exames mais complexos a sua aprovação.

Subentende-se que a consulta mensal ou periódica seria o acompanhamento, certo? Sim, mas isso não está claro, assim como não existe um comprometimento do usuário com essas visitas. O usuário, muitas vezes, a cada período faz o acompanhamento com um médico diferente.

Então, quem é o médico que faz o acompanhamento? O plano de saúde monitora isso? Não. Então como fica esse acompanhamento? Não fica!

> No Anexo 2 das considerações finais, alguns aspectos conflitantes da relação médico-paciente são discutidos de forma exemplificada para ilustrar as dificuldades diárias.

Uma tendência próxima é o atendimento dos planos de saúde se restringir a urgência, emergência, exames e procedimentos. O atendimento eletivo (não urgente) nos consultórios já está se desvinculando dos planos de saúde. A criação da consulta social e a separação do agendamento nos consultórios já é uma forma de transição.

Quando ligamos para agendar uma consulta, recebemos as seguintes informações:

- O doutor não atende pelo plano de saúde.
- É particular ou plano de saúde? Particular tem horário; plano, só para 60/90 dias.
- É consulta ou revisão?

Por que essas perguntas? Ninguém será mais bem ou mal atendido por causa do convênio, porém não se consegue suprir os custos pessoais e profissionais apenas pelo atendimento aos convênios.

Se um médico não faz um procedimento pelo plano de saúde é porque ele tem um custo que o plano não cobre. Além disso, o número de atendimentos acaba prejudicando a qualidade do atendimento, trazendo insatisfação para o médico.

Qual a diferença do atendimento particular? A liberdade de tempo, de pensamento e de condução do caso. Mas e quem não tem condições de pagar pelo atendimento particular?

O Estado garante, "precariamente" – mas garante – o atendimento básico da medicina curativa. As medidas preventivas, infelizmente, se restringem ao calendário de vacinação, atendimento nos postos de saúde, programa do médico da família, serviço social e campanhas públicas (câncer de mama, fumo, tuberculose, atenção desde a saúde pré-natal até a terceira idade, entre outras).

Quando falamos da classe média, temos duas situações.

A primeira: gastamos dinheiro em uma infinidade de supérfluos, bens descartáveis, ostentação de um padrão social e satisfação dos desejos de consumo.

Pagamos prestações de carro, casa e compras porque são bens duráveis. Pagamos o advogado, o dentista, a fisioterapeuta, o marceneiro e o pintor porque de alguma forma são bens necessários.

Quando pagamos pelo conhecimento e pela habilidade, inconscientemente não os valorizamos, pela rapidez ao responder uma pergunta ou demonstrar a habilidade.

Alguém sabe quantos anos um artista plástico estuda para fazer um retrato a óleo? Dez anos no mínimo!

Alguém sabe quanto tempo um músico estuda para tocar com habilidade? Dez anos no mínimo!

Alguém sabe quanto tempo uma bailarina tem que treinar para fazer uma apresentação clássica de boa qualidade? Dez anos no mínimo!

Alguém sabe quanto tempo um artista estuda para conseguir interpretar com habilidade no teatro? Dez anos no mínimo!

Alguém sabe quantos anos um médico estuda para ter o conhecimento básico? Dez anos no mínimo!

Alguém sabe quantos anos leva para aquela resposta sair em apenas alguns minutos? Quinze anos no mínimo!

Alguém sabe quanto custa a formação de um médico?

R$ 200.000,00 em matrículas e mensalidades.

R$ 30.000,00 em livros e materiais,

R$ 108.000,00 em alimentação e moradia,

Estimativa até a formatura: R$ 338.000,00.

Nos anos seguintes os "plantões" não conseguem absorver os custos de manutenção na residência. A cada pós-graduação serão gastos entre R$ 50 mil e R$ 80 mil com mensalidades, hospedagem, alimentação e deslocamento.

Medicina é um investimento a longo prazo porque o conhecimento a ser absorvido depende do tempo e de condição financeira para se manter durante esse período. Se existe algum vestibular que seja seletivo, este é o do curso de medicina.

Não valorizamos o que não vemos, por isso a tendência a baratear uma obra de arte, a contratação de um artista, o serviço de um psicanalista ou psicólogo e médicos. A inversão de valores tem um preço. Sem saúde, o consumo não faz diferença.

A segunda: quem consegue se submeter menos ao sistema consegue ter mais qualidade de vida, e pode se "dar ao luxo", de não cobrar ou resolver o problema de uma pessoa que realmente precisa. Quem está mergulhado no sistema precisa encontrar o seu caminho e se ajudar para conseguir enxergar esses problemas.

Estamos vendo a profissionalização da medicina curativa, como uma forma de trabalho que permite o crescimento profissional. Vemos isso na criação de centros de algumas especialidades que reúnem todas as necessidades num único lugar. Nos hospitais, na terceirização de exames e procedimentos.

A cada ano, novos profissionais se inserem nesse contexto pela experiência que podem adquirir. Enquanto isso, os profissionais mais experientes se voltam para a educação, consultórios particulares, formação de equipes prestadoras de serviços, administração hospitalar e administração da saúde pública.

Por outro lado, uma grande parte dos médicos deseja abandonar o serviço público e os planos de saúde, saindo em busca das medicinas alternativas.

O Conselho Federal de Medicina, em 2008, realizou uma pesquisa com 8.700 profissionais chamada "A saúde dos médicos no Brasil".

A pesquisa revelou que 46% dos médicos apresentam distúrbios psíquicos, como depressão ou ansiedade, e 57% se queixam de estafa e desânimo com o emprego.

Também apontou um quadro de ideação (formação da ideia) suicida: em cada cem médicos, cinco se sentem sem esperança, se julgam infelizes e têm pensado em dar fim à própria vida.

Em geral, o médico não cuida de si próprio. A maioria deles possui entre três e quatro empregos para garantir uma remuneração digna[47].

Já em 2002, o instituto de pesquisas Datafolha realizou uma pesquisa com 2.160 médicos brasileiros que atendem a planos ou seguros de saúde[48].

Avaliação geral dos planos de saúde segundo os médicos pesquisados:

- Ruins/péssimos – 44%.
- Regulares – 44%.
- Bons – 11%.
- Ótimos – 1%.

Interferência dos planos de saúde na autonomia dos médicos:

- 93% dos médicos dizem que os planos interferem em sua autonomia.

Tipo de interferência dos planos de saúde na autonomia dos médicos:

- 82,2% – restrições a doenças preexistentes.
- 72,2% – glosar procedimentos ou medidas terapêuticas.
- 69,1% – atos diagnósticos e terapêuticos mediante designação de auditores.
- 64% – tempo de internação de pacientes.
- 45% – período de internação pré-operatório.

Além desse cenário, ainda existem os processos contra médicos. A indústria do dano está mudando a relação médico-paciente, porque cada vez menos médicos desejam estreitar as relações com o paciente.

Em todas as profissões existem os bons e os maus profissionais. Nas situações de negligência (falta de precaução), imperícia (falta de aptidão técnica teórica ou prática) e desvios a punição deve ocorrer, mas nem sempre as coisas são o que parecem ser.

O Conselho Regional de Medicina do Estado de São Paulo (Cremesp) julgou culpados por infração ética em 1ª instância 1.250 médicos durante o período de 2000 a 2004. Esse universo corresponde a 1,4% dos médicos em atividade no período. Ou seja, os médicos que infringiram o Código de Ética Médica correspondem a uma pequena minoria dos profissionais que atuam no estado de São Paulo.

Um dado dessa mesma pesquisa indica que 97% dos processos éticos movidos por maus resultados em cirurgias plásticas são contra médicos de outras especialidades[49].

Se o custo é o fator mais importante para o usuário do serviço, não é de se admirar que o número de processos tenda a aumentar. Quando a formação profissional, a qualidade e a segurança não são a preocupação do usuário, o procedimento pode se tornar uma loteria. Livre-arbítrio!

Aumentaram os processos porque os médicos estão errando mais? Não, porque o número de médicos e de faculdades de medicina aumentou, assim como o número de usuários que querem se submeter a procedimentos e a facilidade dos planos de saúde, que garantem as visitas aos médicos e a gratuidade da justiça.

O mesmo estudo do Cremesp aponta que, entre 2000 e 2004, 65% das ações contra erros médicos no judiciário paulista tiveram decisões desfavoráveis aos pacientes. Nos processos éticos do conselho, esse índice cai para 50%.

O Curso de Direito Médico, realizado no Colégio Brasileiro de Cirurgiões em 2003, demonstrou que mais de 85% dos processos de erro médico são infundados[50].

Estes dados são de 2000 a 2004! Mas a nossa justiça também não acontece em tempo real. Poderemos fazer a estatística do nosso período depois que os processos em andamento forem julgados.

Segundo o livro *O erro médico e suas consequências jurídicas: uma abordagem sob a perspectiva defensiva do médico*, escrito pela advogada e perita Elza Bernardes Cordeiro, "é importante atentarmos para dois fatores que advêm desse modismo":

Em primeiro lugar existe o fator jurídico, pois os médicos acusados (acusações geralmente realizadas sem qualquer fundamentação lógica e jurídica) passam a receber a titulação de maus profissionais e, muitas vezes, enfrentam perícias judiciais realizadas por um colega que não tem a especialização adequada para esclarecer a questão discutida no processo, tornando mais difíceis as conclusões coerentes e isentas.

Em segundo lugar há o fator social, com o qual, aliás, ninguém parece se importar. Não se vê na imprensa a mesma velocidade para propagar as inúmeras decisões em todo o território nacional acerca de absolvição de médicos acusados de terem procedido com negligência, imperícia ou imprudência no exercício da profissão.

Será que algum médico já foi absolvido de um processo desses? E o que ele fez? Lembrou que também é um cidadão comum e que também pode pedir indenização ao infeliz sujeito que, pensando apenas em dinheiro e agindo de má-fé, fez uma revolução em sua vida?

O médico sabe que nessa situação pode pedir a reconvenção e exigir, também, indenização por danos morais e materiais? Por isso é preciso que os médicos procurem se informar melhor sobre seus direitos. Somos todos iguais perante a lei.

Diante desse quadro, algumas indagações vêm à tona, tais como:

- Quem compensa o médico inocente acionado por erro médico?
- Quem repara as sequelas sociais deixadas em sua psique?
- Quem o ajuda a voltar a exercer sua profissão sem medos fundados?

O médico passa a ser apontado e passivamente continua trabalhando para recuperar o que perdeu: credibilidade, dignidade, autoestima, dinheiro...

E o paciente de má-fé? Volta para casa e diz: desta vez não consegui arrancar dinheiro daquele cara, mas encontro outro já, já. Um oportunismo em que muitos buscam vantagens financeiras, aproveitando-se também da gratuidade da justiça. Esse "paciente" tem que ser chamado à justiça para ver o quanto custa uma litigância de má-fé[51].

O médico deve preservar sua imagem e não abrir precedentes quando acusado injustamente. Processar o autor por má-fé não é uma "picuinha", mas sim uma forma de conter esse tipo de atitude. Se o médico não tiver a intenção de se beneficiar, que o faça em prol de uma instituição de caridade. Já vi isso acontecer e os pacientes processados foram condenados a pagar a instituições de caridade entre R$ 8 mil e R$ 20 mil.

É uma pena que a divulgação desses casos não tenha sido adequada, mas acho que o médico inocentado deve usar a mesma estratégia de divulgação que o acusador usa: método boca a boca, na boca certa. Todo processo é um ato público. Divulgar um fato comprovado que envolve a sua vida é um direito seu.

Einstein já dizia que era mais fácil desintegrar um átomo que desfazer o preconceito. E não precisa ser nenhum gênio para perceber que esse ciclo vicioso criou um distanciamento do interesse pelo problema alheio. Infelizmente, a qualidade de vida e da morte vai se tornar mais precária pela desvalorização do conhecimento médico e pelo distanciamento da relação médico-paciente. Num mundo onde cada vez mais desejamos ter saúde, nos tornaremos mais doentes, mesmo com mais recursos e mais tecnologia.

O DESAFIO DE SER PIONEIRO NO BRASIL

Devo confessar que nadar contra a correnteza não é fácil, mas quando você enxerga com clareza, mudar o curso do rio é uma opção que deve ser avaliada.

Ser pioneiro significa carregar um estigma, ser criticado e ser considerado rebelde. Mas também significa ser seguido, ser referência e ser lembrado.

É óbvio que para o médico é muito mais cômodo não questionar. Qualquer novo conhecimento vai trazer insegurança, tanto para quem o adquire, como para quem não o conhece. Por isso, muitas proibições não estão embasadas na razão.

A tentativa de conter o que não se conhece vai acontecer cada vez mais, pois está fugindo ao controle. A proibição como medida para conter a propagação de novos conhecimentos foi uma estratégia usada pela Santa Inquisição. Felizmente o mundo mudou, e para que alguém determine a "verdade" é preciso que detenha o conhecimento necessário para tal.

A homeopatia foi reconhecida pelo Conselho Federal de Medicina em 1980, na resolução nº 1000/80, e somente dez anos depois pela Associação Médica Brasileira (Conselho de Especialidades Médicas) em 1990.

A Resolução CIPLAN nº 05, de 3 de março de 1988, implantou a acupuntura nos serviços públicos e criou procedimentos e rotinas para a sua prática nas unidades públicas de assistência médica, mas somente sete anos depois, em 1995, a Resolução CFM nº 1455 reconheceu a acupuntura como especialidade médica.

A homeopatia e a acupuntura já estiveram "à margem do conhecimento científico aceito pela comunidade acadêmica", sofrendo discriminação, e hoje são especialidades médicas reconhecidas.

Mas a pergunta é: como a acupuntura, que não era reconhecida em 1988, conseguiu ser implantada nos serviços públicos, diante dos órgãos controladores da saúde? Isso demonstra que a verdade muda com o tempo e quando os resultados clínicos se tornam evidentes.

Como se a história não se repetisse...

A medicina ortomolecular ou biomolecular tem sido alvo de questionamentos e proibições.

Esse assunto é novo?

Em 1937, o fisiologista húngaro Albert von Szent-Györgyi recebeu o Prêmio Nobel por descobrir a vitamina C. Posteriormente, Linus Carl Pauling, um químico quântico e bioquímico dos Estados Unidos, em 1954, recebeu o Nobel de Química pelo seu trabalho relativo à natureza das ligações químicas, instituindo o conceito de radicais livres e estresse oxidativo. Advogou o uso em maiores proporções de vitamina C e outros nutrientes como antioxidantes, escreveu livros, desenvolveu análises e pesquisas que originaram a medicina ortomolecular, um termo criado por ele para designar o ramo da ciência cujo objetivo é restabelecer o equilíbrio químico do organismo. Esse acerto (orto = certo) das moléculas se dá através do uso de substâncias e elementos naturais, sejam vitaminas, minerais, aminoácidos ou ácidos graxos. Esses elementos, além de proporcionarem um reequilíbrio bioquímico, combatem os radicais livres.

Radicais livres são moléculas instáveis, porque seus átomos possuem um número ímpar de elétrons. Para atingir a estabilidade, essas moléculas reagem com o que encontram pela frente para roubar um elétron.

Uma parte do oxigênio que respiramos se transforma em radicais livres, que estão ligados a processos degenerativos como o câncer e o envelhecimento. Os antioxidantes protegem o organismo da ação danosa dos radicais livres. Alguns antioxidantes são produzidos por nosso próprio corpo e outros devem ser ingeridos.

Em 1972, Denham Harman MD, PhD, que era um médico e biogerontologista e professor no University of Nebraska Medical Center, chegou à conclusão de que as mitocôndrias (estruturas que produzem energia dentro da célula) é que estavam produzindo os radicais livres. Publicou suas ideias sobre a "teoria mitocondrial do envelhecimento" no periódico da American Geriatrics Society em 1972 e ficou conhecido como o "pai da teoria dos radicais livres no envelhecimento". Tornou-se um dos fundadores da Associação Americana de Envelhecimento (AGE), para cientistas focados na pesquisa do envelhecimento.

Alguém já ouviu falar em desertificação do solo? Um solo produtivo, após queimadas, monocultura e uso de agrotóxicos deixa de ter as propriedades para sustentar seu ecossistema. O manejo da terra, que outrora usava adubo orgânico, hoje usa "fertilizantes químicos" que colaboram para o empobrecimento do solo. Com isso, o que vier desse solo também tem deficiências.

Em 1992, na Conferência das Nações Unidas para o Meio Ambiente e o Desenvolvimento (CNUMAD), realizada no Rio de Janeiro, foi declarado o empobrecimento do solo em todo o planeta.

Se o que comemos está carente de minerais, nosso corpo também está carente de minerais e predisposto a doenças. A suplementação, orientada através de exames laboratoriais que detectam o nível de carência, deveria ser uma evolução.

Para quem compreende a medicina ortomolecular, a oportunidade da prevenção de doenças através do tratamento da causa é um universo com inúmeras possibilidades, que proporciona resultados clínicos que ultrapassam os limites da medicina convencional porque consegue enxergar a origem do problema.

Por que a polêmica?

Para entender essa medicina, o médico deve conhecer muito bem bioquímica, uma matéria dificílima, que é um verdadeiro "buraco negro" no conhecimento da maioria dos médicos.

Quarenta anos depois da sua criação...

A medicina ortomolecular, criada por pesquisadores que não tinham nada de ignorantes, acaba contestada por pessoas que não fizeram nada cientificamente notável na mesma proporção.

Ter mercúrio, chumbo e alumínio no corpo não é normal, nem pouco nem muito. O mineralograma (análise mineral) é um exame, feito a partir de amostras de fios de cabelo, para detectar a quantidade de minerais presentes no seu organismo. Permite detectar a presença de minerais, nutrientes e metais, pesados ou não, depositados no organismo. Os resultados fornecem informações precisas quando a amostra é colhida adequadamente.

Os exames de sangue fornecem informações sobre os níveis minerais no momento do exame (só o que estiver sendo transportado no sangue naquele momento). O exame de urina mede apenas os minerais que estão sendo excretados (não o que está depositado nos tecidos). Os exames de sangue e de urina são como fotos, enquanto o mineralograma do cabelo é um álbum.

No Brasil, o mineralograma foi restringido temporariamente pelo CFM na Resolução 1.938/10. Segundo essa medida, o paciente deve estar intoxicado aguda ou cronicamente para usar esse recurso.

Quando o conselho médico diz que determinado conhecimento está "à margem do conhecimento científico aceito pela comunidade acadêmica...", deveríamos nos perguntar:

- Está à margem do conhecimento de quem?
- Qual a formação desses médicos?
- Qual o nível de atualização nos últimos cinco anos?
- Possuem o conhecimento necessário para debater o assunto e sustentar sua posição?

Isto não é nenhuma forma de desafio. É uma forma de entender o que o órgão de classe está pensando. A postura passiva deve se transformar em questionamento. As sociedades que sofrem com o pioneirismo devem questionar não só a formação acadêmica de quem decide como o embasamento científico que sustentou tal decisão.

Perpetuamos condições que nos prejudicam quando nos fechamos e insistimos em manter os "dogmas temporários". Até quando iremos opinar sobre coisas que não conhecemos?

Quem é pioneiro já está cansado de ser mal interpretado e acaba optando por questionar o argumento para avaliar o conhecimento alheio, pois só assim é possível melhorar a comunicação.

Se analisarmos friamente, existe alguma área mais experimental que a cirurgia? **Não estamos falando da "cirurgia de suporte à vida".** Estamos falando de implementar aquilo que se imaginou, sem o menor controle. O cirurgião resolve usar uma técnica diferente (imaginação) e simplesmente o faz (implementação)!

Vimos isso na cirurgia bariátrica, no autoimplante de um órgão (está difícil operar no local, retire o órgão, opere no gelo e coloque no lugar), na ventriculectomia (cirurgia para diminuir o tamanho do ventrículo do coração)...

Vemos nos congressos o anúncio de novas técnicas cirúrgicas, e me pergunto: onde foram testadas? Quem controla isso? Se der certo, o feito será divulgado; se não, foi uma fatalidade.

Isso não é imprudência (prática de ato perigoso)? Será que as técnicas que não oferecem risco comprovado podem ser mais visadas do que as que já ofereceram esse risco? O peso do risco se baseia em qual escala? Vida ou morte? Pensando bem, morto não reclama.

No Anexo 3 das considerações finais, alguns aspectos são discutidos separadamente por aprofundar conceitos técnicos, já que os conselhos médicos têm um papel fundamental na defesa do conhecimento médico e influência nos sistemas de saúde.

Felizmente, os primeiros exemplares do jornal do CFM (Conselho Federal de Medicina) em 2010 começaram a demonstrar uma preocupação com a influência da indústria farmacêutica na conduta ética do profissional médico. Essa preocupação deve mesmo ser levada a sério, porque a credibilidade de algumas sociedades médicas está com os dias contados.

As condutas de "promoção de campanhas de saúde" envolvendo comércio e selos de sociedades médicas "aprovando" produtos que estão sendo vendidos à população serão o grande problema judicial do futuro.

A população utiliza esses produtos em confiança, enquanto muitos deles já foram proibidos em outros países pelo prejuízo que causam à saúde.

Se alguém certifica, garante o produto. Além disso, aqui se aplica a lei de defesa do consumidor. Quem permite, quem certifica, quem vende, estão todos no mesmo barco. Quem controla as sociedades médicas nessas condutas?

Se, quando fornecemos atestados de saúde, colocamos a expressão "até o momento", como um selo pode dar a garantia de que um produto "industrializado" não causa dano à saúde? Pelo que sabemos, não causa dano "até o momento".

Como é possível voltar atrás quando se está comprometido comercialmente? Como dar a notícia à população sem perder a credibilidade? Estamos falando do controle financeiro que impede a implementação do conhecimento e que patrocina grande parte do conhecimento médico.

A MEDICINA ALTERNATIVA

Toda grande verdade passa por três fases: primeiro, é ridicularizada; em seguida, é violentamente contestada; finalmente, é aceita como verdadeira.
(Arthur Schopenhauer)

Se o número de médicos recém-formados excede absurdamente o número de vagas para a formação na residência, não é de se admirar que os cursos de pós-graduação *lato sensu*, validados pelo MEC (Ministério da Educação e Cultura), acabem absorvendo essa formação.

A pós-graduação não tem o valor da especialização, mas confere a formação básica e até preparatória para a prova de título de especialista.

Como a pós-graduação pode segmentar um assunto, a atualização se torna mais rápida por não estar inserida em nenhum modelo engessado pelos protocolos. Também não se pode negar que algumas pós-graduações vão além da formação básica, conferindo um aprendizado e uma visão que nem a especialização fornece.

Tanto na medicina convencional, como na alternativa, o "conhecimento e o caráter" é que vão determinar a solidez do trabalho e a credibilidade. Os bons e maus profissionais existem em qualquer profissão, e isso não vai mudar.

Por que alguns médicos abandonam a medicina curativa?

- Primeiro, porque "acham" que a medicina "alternativa" é mais lucrativa. Mas na prática se deparam com a quantidade de conhecimento que tem que ser adquirido e o custo para adquirir esse conhecimento, o que acaba tornando delicada a decisão de praticar somente essa medicina, por causa do tempo e de outras prioridades.
- Segundo, porque não se encaixam nos limites da medicina curativa e buscam respostas para algumas lacunas de conhecimento, que aparecem tanto nas doenças sem explicação como nas curas milagrosas. Nesse caso, não existe uma adaptação, existe uma decisão de mudança e a imersão para adquirir o conhecimento necessário.

Frequentemente vemos reportagens com o "senhor João", 80 anos, que mora na roça, não usa filtro solar, não tem câncer de pele; come banha de porco, manteiga, toma leite, sem problemas com o colesterol, pressão arterial ou coração; tem dezoito filhos e três mulheres, não sofre de impotência e não tem câncer de próstata; trabalha com a enxada e distribui vitalidade.

Sabemos que a genética responde apenas por 30% da probabilidade de se ter uma doença, e que o estilo de vida é desencadeante, talvez determinante, no aparecimento da doença.

Será que ninguém nunca se perguntou se estamos no caminho certo?

A ciência, apesar de todas as suas limitações, sempre teve o objetivo de descobrir soluções para os problemas de saúde de acordo com a época. A aplicação da ciência é que sempre dependeu dos interesses comerciais.

O conhecimento tinha utilidade e os pesquisadores se nutriam do respeito, da realização, do reconhecimento e até mesmo da vaidade. Esses sentimentos davam mais prazer do que o próprio dinheiro.

Hoje, vemos que os sentimentos nobres não movimentam mais o mundo. A produção científica é controlada pelo capital – capitalismo científico. Por isso estamos nos deparando com pesquisadores vendendo a ciência para provar o que o cliente deseja.

Felizmente, ainda existem pesquisadores que defendem aquilo em que acreditam. Essas pessoas são visíveis no meio científico, mas fora dele a visibilidade tem um custo. E neste mundo os custos devem ser suportados por receita proveniente do faturamento ou da perspectiva dele.

Na verdade, qualquer medicina que não possa ser inserida na medicina curativa (sintoma-remédio/procedimento) e ser coberta pelos planos de saúde será considerada "alternativa".

Pode também ser chamada de "medicina complementar", porque abrange lacunas do conhecimento e procedimentos médicos. Exemplos:

- Medicina estética: nem todos os pacientes querem ou estão preparados para fazer cirurgia plástica, assim como nem sempre a cirurgia conseguirá atender às expectativas. A cirurgia é incapaz de resolver os conflitos internos que, muitas vezes, são a razão da busca pela beleza. A medicina estética cresce porque se preocupa com os aspectos internos e psicossociais, mas é preciso não confundir medicina estética (médicos e enfermeiros) com estética (esteticistas, massagistas, fisioterapeutas).
- Ortomolecular ou biomolecular: quando o tratamento da alopecia esgota as possibilidades de tratamento, que tal verificar se existe um excedente de alumínio (da panela em que você cozinha) depositado no seu corpo? Quando o tratamento do hipotireoidismo é refratário, que tal verificar se a tirosina (aminoácido não essencial) está presente na alimentação? Que tal verificar se existe selênio e zinco para fazer a conversão do hormônio tireoidiano inativo em ativo? Para a ortomolecular, tratar a causa do problema é mais importante do que administrar suas consequências.
- Antienvelhecimento ou anti-aging: esta medicina usa o conhecimento baseado em "abundantes pesquisas científicas" para sustentar a sua posição, "conseguindo explicar", com detalhes, como o organismo desencadeou a doença. Também sabe como restaurar algumas funções e, principalmente, como prevenir as chamadas doenças da velhice.

- Homotoxicologia: esta medicina estuda o impacto das substâncias tóxicas externas (do ambiente), ou internas (inflamação crônica subclínica) no equilíbrio do nosso organismo. Na contaminação ambiental e alimentar, em nome da industrialização, o organismo reage excretando, depositando, impregnando, degenerando e diferenciando (câncer). Já nas agressões internas, o organismo está reagindo contra os fatores estressores e produzindo a doença.

Além dos exemplos acima, existem muitas outras medicinas, que foram se originando a partir de evidências clínicas, à medida que a observação conseguiu detectar o problema e estabelecer a solução. Infelizmente, rumos diferentes foram tomados, dentro do mesmo contexto, pelo medo da MUDANÇA.

Por acaso alguém acha que esse foco "alternativo" é insano? Por acaso, quando não existe "plano B" na medicina curativa, o indivíduo enfermo cessa a busca por outras possibilidades?

O ato de pensar não é um reflexo, é uma analise crítica e uma busca por respostas. Isto é que dá graça à vida: sentir que você é importante e que faz a diferença.

A medicina "alternativa" existe porque seus difusores experimentaram na pele os limites da medicina convencional.

Alguém já se perguntou o que faz com que essas pessoas, mesmo sendo criticadas, continuem a defender o seu ponto de vista? Pois eu vou responder: porque é apenas uma questão de tempo para que a pessoa que faz a crítica se torne um paciente.

Esses médicos atuam na prevenção de doenças, mas com uma atenção individual. Além da sua formação, agregaram o conhecimento de alguma medicina chamada "alternativa", incorporando a importância de conhecer não só o problema, mas o contexto de vida do seu paciente. Nesse caso, como os pacientes estão saudáveis, a adesão ao tratamento é fundamental.

Está inserida em clínicas e consultórios particulares porque a estrutura para o atendimento tem um custo, e o conhecimento para fazer esse tipo de medicina, também.

Nesse contexto, o médico tem a admiração de seus pacientes, mas nem sempre a de seus colegas. O preço que se paga por não se submeter ao sistema é a própria sorte e a crítica.

O que muda nessa medicina?

1. A relação médico-paciente

O paciente não se resume a sua doença. O contexto em que ele se insere faz diferença e pode ser o fator determinante da doença, por isso, o "histórico clínico" tem uma grande importância nesse processo. Não apenas o momento atual, mas o que aconteceu até as consequências no momento atual.

Quando o problema é físico, o corpo precisará de medicamentos ou mudanças nos hábitos de vida. Mas, ao interagir com o paciente, vemos que muitos problemas não são reais e que o corpo acaba manifestando reflexos emocionais.

Ficar triste é uma condição que faz parte da vida e é uma oportunidade para o aprendizado. Os altos e baixos da vida diária tornaram-se problemas mentais. Dopar essas pessoas não resolverá o seu problema, e nessa relação devemos identificar a causa e tratar quem deseja ser tratado.

2. A leitura dos exames laboratoriais

Quando o próprio paciente compara o resultado dos exames – e chega à "brilhante conclusão" de que está tudo normal – dispensando a análise crítica do médico, acaba assumindo as consequências.

Deveríamos nos perguntar:

- Precisamos do cálculo de um engenheiro para construir uma casa para quê? Podemos fazer isso baseados na internet, na casa do vizinho, construir nas margens dos rios e nas encostas porque a vista é mais bonita...

O conhecimento médico, adquirido nas aulas de laboratório, não teria a menor finalidade se os exames fossem vistos assim.

A normalidade do laboratório é relativa e estatística.

A estatística permite definir requisitos que podem ser mensurados. Embora os parâmetros numéricos sejam definidos por órgãos regulamentadores, nem sempre são os ideais. O significado de um resultado é sempre clínico e não estatístico.

O conceito estatístico na leitura dos exames laboratoriais se baseia na curva de Gauss.

Curva de Gauss

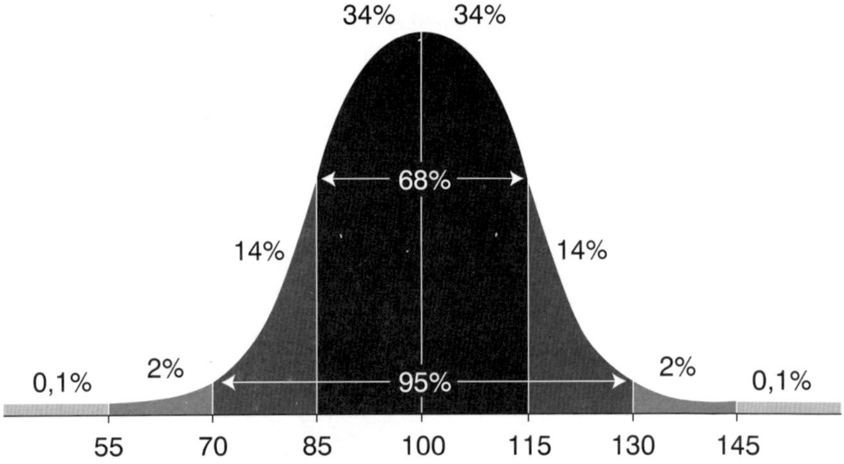

Sendo assim, não existe um valor único verdadeiro para uma determinada medida, mas sim uma distribuição de valores verdadeiros.

O valor localizado no centro do gráfico é aquele que ocorre mais frequentemente, portanto, é a média. Em torno da média estão distribuídos outros valores. A dispersão dos valores em torno da média pode ser expressa pelo desvio padrão, que representa a imprecisão da medida.

O desvio padrão em termos percentuais é chamado coeficiente de variação. A diferença entre o valor verdadeiro e a média corresponde à inexatidão.

Os valores de referência, para cada item pesquisado, são representados por uma faixa de resultados obtidos em aproximadamente 95% da população estudada.

O que é nível ótimo? É o limite de 34% para a direita e para a esquerda na curva de Gauss, que corresponde aos valores mais próximos da média. Resumindo, são valores que estão mais próximos dos níveis ideais.

Estar no limite mínimo ou no limite máximo significa estar prestes a ficar doente ou já estar doente quando comparado a outros parâmetros.

Uma mulher com pelos na face, tórax e aréolas das mamas, com níveis "normais" de testosterona, está demonstrando que não está normal. O nível de testosterona pode estar no padrão de normalidade para o exame, mas a relação entre os hormônios não está adequada.

Um homem que se queixa de alopecia e perda de libido já está dizendo que sua testosterona está sendo desviada na cascata esteroidal, mesmo com níveis normais de testosterona.

Estar fora dos parâmetros, não significa estar doente, porque a estatística se baseou na maioria da população. Como as pessoas não são iguais, o resultado obtido pode ser o padrão de normalidade para aquele indivíduo. Portanto, o contexto faz diferença!

A interpretação de um resultado alterado em um indivíduo saudável, assim como um resultado aparentemente normal no paciente sintomático, deve levar em conta o aspecto clínico.

E aí começa o problema do médico: tratar o que não está aparente, ou não tratar o que é o padrão de normalidade para o indivíduo.

Se o médico resolver contar com a confiança do paciente, pode esperar pela repercussão. As opiniões divergentes vão deixar tanto o médico quanto o paciente doentes. Resultado: o médico opta por não se desgastar, e quando o paciente piora, volta, porque opinar é fácil, mas sustentar o argumento, não!

A abordagem clínica na leitura dos exames deve levar em consideração o que o corpo está fazendo? Lembre-se que o seu instinto é a autopreservação.

Ao iniciarmos uma reposição hormonal, é óbvio que o triglicerídeo e o colesterol irão aumentar e muito. Antes da reposição, existe uma diminuição da produção hormonal, o metabolismo está baixo e existe um incentivo para o aumento da insulina, que aumenta a glicose e a deposição de gordura, conforme já explicado no livro *Quem disse que comer engorda?*.

Quando a reposição hormonal se inicia, o receptor do hormônio está se sensibilizando novamente e vai sobrar hormônio, que vai aumentar o metabolismo e favorecer a retirada maciça de gordura dos depósitos, que vai parar na circulação. Se a gordura estocada na forma de triglicerídeo sai da célula, vai aumentar o colesterol no sangue (lembre-se, feito de triglicerídeo).

O corpo só está restaurando suas funções. Essas taxas tendem a se normalizar num período de seis meses e não são reflexos da alimentação nem de algum distúrbio que precise das "estatinas".

Devemos ainda lembrar que os exames refletem o momento da coleta. E o momento pode não ser a realidade, e sim uma fase de compensação.

3. A determinação do desgaste corporal

Lembra-se do encurtamento telomeral (aquelas fatias na ponta nos cromossomos que podem se replicar de quarenta a sessenta vezes para reparar um órgão? Pois é, se a bebida alcoólica faz parte da sua vida, você já usou algumas fatias para reparar seu fígado, e provavelmente, enquanto você tem 40 anos, ele pode ter 60.

O encurtamento telomeral é um fato, e o cuidado com o organismo é que permite sua resposta às agressões. Enquanto houver telômeros, o reparo será feito; porém, quando essa capacidade se esgotar, o órgão lesado entrará em falência. O desgaste interno pode ser visto nas alterações da pressão arterial, índice de massa corporal, perda da função cognitiva, diminuição da resposta ao exercício, limitações e, por fim, no aspecto visual. Receber um corpo e devolver outro não é a melhor estratégia para se manter saudável.

- A idade cronológica reflete apenas uma contagem de anos vividos, mas o que importa é o que você fez com seu corpo durante esses anos.
- A idade biológica determina o desgaste corporal. Após os 30 anos, a cada cinco anos observamos a mudança corporal. O que vemos por fora é reflexo do que está acontecendo por dentro.

É fácil entender a idade cronológica e a biológica se compararmos com um carro da década de 70 restaurado (idade biológica – continua a ser antigo, mas funciona) e o mesmo carro em péssimo estado de conservação (idade cronológica – se parece com a sua idade).

Com o envelhecimento, a taxa metabólica basal diminui, junto com a capacidade de responder às agressões. O envelhecimento nada mais é do que uma sequência de erros fisiológicos adquiridos. Pensando dessa forma, para estabelecer os parâmetros de saúde temos que nos basear no momento em que o organismo está no auge da sua capacidade: a fase reprodutiva (15 a 45 anos). Tirando uma média, a idade da maturidade física seria 30 anos. Então, devemos estudar quais são os parâmetros de normalidade para o organismo nessa fase e, a partir desses dados, comparar com os dados da idade atual.

Não estamos querendo reverter o processo do envelhecimento, mas não tem tanto sentido o declínio físico e orgânico após a fase reprodutiva se a expectativa de vida aumentou.

4. A busca de recursos

A busca de recursos, mesmo que eles não estejam disponíveis com facilidade, é uma preocupação dessa medicina. Alguns exames não são feitos no Brasil, e quando estão disponíveis muitas vezes é muito mais barato fazer a coleta do material e enviar a outro país.

Isso gera algum lucro? Não, na verdade é um transtorno em qualquer sentido. Tanto para enviar o exame e monitorar, como para conter a especulação e a opinião dos curiosos. Seria mais fácil se o exame estivesse disponível.

Um exemplo disso é o exame de saliva (avaliação dos hormônios esteroides/sexuais).

Os hormônios esteroides são solúveis em gordura (lipossolúveis). Para circular no plasma sanguíneo, que é hidrossolúvel, os hormônios devem estar associados a uma proteína transportadora (95% circulam ligados às proteínas carreadoras e 5% circulam na forma livre, representando a fração biologicamente ativa). São os hormônios livres (não ligados às proteínas transportadoras) que atuam diretamente nos órgãos e tecidos alvos, realizando suas funções.

A proteína transportadora é produzida no fígado para manter a homeostase (equilíbrio) do corpo, neutralizando o hormônio e protegendo o organismo de efeitos colaterais. Quando o corpo metaboliza o hormônio, ele se liga ao sulfato. Isso significa que esse hormônio já cumpriu sua função e está sendo levado para fora do organismo. Quando isso acontece, a molécula fica muito grande e não passa para a saliva.

Qual a finalidade do exame de saliva?

O exame de sangue mostra o hormônio que já fez a sua função, mas não mostra quanto hormônio está ativo (livre). Quando solicitamos o hormônio esteroide livre no sangue, ele não é medido, é um cálculo laboratorial.

O exame de saliva é o melhor método, atualmente, para medir esteroides, porque permite saber quanto hormônio está chegando à célula para fazer a sua função (dosagem real do hormônio livre). Por serem lipofílicos, passam livremente para a saliva, por difusão passiva, não sendo influenciados pelo fluxo salivar.

As moléculas com peso molecular (PM) maior que 1.900 não conseguem passar para a saliva por causa do seu tamanho, por isso o hormônio esteroidal livre consegue passar sem dificuldade (PM = 300), enquanto as proteínas transportadoras (PM entre 49.000 e 115.000) ficam retidas. O exame de saliva serve para colher DHEA, cortisol, progesterona, testosterona, estrona, estradiol e estriol.

A estabilidade da amostra é de duas semanas num dispositivo próprio fornecido pelo laboratório. São colhidas cinco amostras por causa dos pulsos de liberação do cortisol.

Qual o raciocínio? Precisamos descobrir o que o corpo está fazendo!

A análise do hormônio que está livre permite saber a quantidade de hormônio que está atuando na célula para fazer o seu efeito. A análise do sangue permite saber quanto hormônio está ligado à proteína transportadora e quanto está sendo neutralizado ao se conjugar com o sulfato.

Muitas vezes a quantidade de hormônio produzido está adequada, mas a fração livre está baixa porque tem muito hormônio ligado à proteína ou sendo neutralizado. Nesse caso, a investigação consiste em descobrir por que o corpo está modificando o comportamento hormonal.

5. O acompanhamento

Essa é a medicina que faz o acompanhamento do paciente e que conhece seu contexto de vida.

O início da prevenção é o MARCO ZERO e parte do estado de saúde atual.

- Já existem doenças em curso e não detectadas.
- Já existe a genética.
- Já existe o desgaste corporal.
- Já existe um estilo de vida que influencia a genética e alguns sintomas podem estar relacionados com o estilo de vida: estresse x hipertensão transitória, estresse x taquicardia, estresse x pânico, estresse x insônia...
- Não existe URGÊNCIA na prevenção.

A melhor hora para cuidar da saúde é quando você tem saúde. De que adianta uma longa vida com limitações? Fazer prevenção não significa que o indivíduo deixará de adoecer, significa que terá mais condições de responder à doença. Quando somos jovens também adoecemos.

Estabelecer estratégias de suplementação, objetivando níveis fisiológicos, não significa que o indivíduo deixará de envelhecer, significa que terá mais qualidade de vida ao envelhecer.

O fato de nunca ter ouvido falar nisso não significa que isso não exista. Qualquer pessoa pode discordar de tudo o que falamos, mas o ponto de discórdia deve se basear em fatos e não no que cada um acha. É muito comum o paciente dizer que o dr. dele é PhD e discorda. Bem, o dr. é PhD em quê?

O leigo não sabe que ser PhD, mestre ou doutor significa que ele entende de um aspecto de um assunto específico. Para ilustrar: se um engenheiro entende de construir casas, ele pode ser PhD em escolher a melhor fechadura para a porta, ou a melhor resistência para o piso e assim por diante. Um profissional pode ser PhD em vários "detalhes", mas isso não significa que ele entende de tudo. Ele pode se PhD no seu segmento, mas pode estar desatualizado em vários outros assuntos.

Infelizmente, esse conhecimento não virá aos consultórios. Para entender esse conhecimento, será preciso se esforçar para conhecê-lo ou no mínimo respeitá-lo.

REVENDO SEUS CONCEITOS

Faça o que puder, com o que tiver, onde você estiver.
(Theodore Roosevelt)

Quanto maior o desenvolvimento tecnológico, maior o nível de enfermidade, de estresse e de insatisfação.

A vida pode se tornar mais saudável com algumas medidas bastante simples, como:

- Atividade física regular (envia estímulos para manter a massa muscular, a deposição de cálcio nos ossos e a elasticidade dos ligamentos).
- Tome de dois a três litros de água por dia, mas evite as águas cloradas ou fluoretadas. Prefira água ozonizada.
- Regularize seu hábito intestinal.
- Leia mais...

Descubra o histórico familiar de doenças e guarde todos os exames que já realizou na vida.

Faça um *checkup* anual:

- Crianças: pediatra.
- Jovens: clínico geral, dentista e ginecologista/urologista.
- Adultos: clínico geral, dentista, ginecologista/urologista, oftalmologista e cardiologista.

Melhore as condições de armazenamento dos alimentos:

- Use vidro para armazenar água e alimentos.
- Utilize panelas de aço, barro, ferro, ferro esmaltado ou cerâmica. Não utilize panelas de alumínio.
- Evite embrulhar alimentos em filmes plásticos ou alumínio; prefira papel manteiga.
- Evite uso de papel alvejado: filtro de café, saquinhos de chá.
- Nunca aqueça alimentos em embalagens plásticas no micro-ondas; prefira o vidro.

Cuide da qualidade do que você está comendo:

- Diminua a quantidade de produtos industrializados.
- Evite carnes e derivados de animais alimentados com hormônios.
- Tenha uma alimentação mais saudável com alimentos orgânicos (sem agrotóxicos).
- Remova a casca de frutas e legumes que não forem orgânicos e não coma as sementes.
- Não utilize alimentos enlatados.
- Substitua o óleo vegetal por óleo de coco ou gordura animal.
- Substitua a gordura vegetal hidrogenada por manteiga.
- Aprenda a se alimentar melhor (livro *Quem disse que comer engorda?*).

Devemos evitar as condições que levam ao estresse oxidativo (substâncias químicas que interferem no metabolismo e acabam aumentando os radicais livres).

Em condições normais temos antioxidantes que conseguem neutralizar esses radicais livres, porém não estamos mais vivendo em condições normais.

Expomos o nosso corpo à química dos produtos industrializados (conservantes, espessantes, acidulantes, corantes, aromatizantes...), substâncias que o nosso organismo não reconhece como alimento.

Expomos o nosso corpo à química ambiental (xenoestrogênios, organoclorados, agrotóxicos...).

Nós nos tornamos depósitos de substâncias que não conseguimos eliminar por fazerem parte da nossa cadeia alimentar (mercúrio, DDT, chumbo, alumínio...).

Assim, causamos um desequilíbrio que o nosso organismo não consegue compensar, predispondo-o às doenças pelo dano celular.

Pode ser que nossos tataranetos consigam ser "flex" (comida natural e industrial), mas essa não é a nossa realidade. A industrialização está presente no nosso dia a dia, mas podemos nos submeter menos a ela.

Quem tem que se adequar ao corpo é o supermercado, não o contrário. Um carro a gasolina não funciona com diesel.

Dê mais atenção a algumas armadilhas do mundo moderno:

- Evite o contato com metais pesados e metaloestrogênios:
  O chumbo é utilizado em tintas, baterias, latas de alimentos, solda e gasolina.
  O mercúrio é utilizado em obturações dentárias, baterias, lâmpadas fluorescentes e pesticidas.
  O cádmio está presente em cigarros, baterias e gasolina.
- Utilize obturações dentárias de porcelana ou ouro.
- Descarte as baterias em local apropriado.
- Pare de comprar produtos que você sabe que não são duráveis.
- Preocupe-se com o tipo de lixo que sua casa produz.

Quando tiver consciência dos benefícios da prevenção, procure ajuda especializada e faça o melhor possível dentro do seu contexto de vida.

Reveja seus conceitos, mude sua forma de pensar e de enxergar o mundo, mesmo sabendo que será criticado. Devemos nos preocupar com o que estamos fazendo e não com o que os outros estão pensando. As opiniões são pessoais e isso ninguém pode controlar.

Muitas pessoas acreditam que só existe o que conhecem, como se eles fossem o centro do universo. Se eles não conhecem, então não existe. Não adianta discutir, é perda de tempo.

Temos que adotar um estilo de vida mais saudável, pois mais cedo ou mais tarde todos nós começaremos uma contagem regressiva e, por mais que tentemos não pensar neste assunto, refletiremos eventualmente quando as pessoas próximas não estiverem mais presentes. Podemos não pensar no envelhecimento, preencher o tempo, mascarar os seus efeitos, mas não conseguiremos driblar os nossos sentimentos. A consciência é algo incrível, pois consegue alterar o nosso humor de acordo com as lembranças.

Com tanta informação desnecessária e tanto marketing de consumo, a identidade pessoal passou a ser a aparência. O que as pessoas pensam não é mais importante. O importante é o que elas têm.

Com isso as pessoas passam a ter fluxos de pensamentos, em vez de pensar: tenho que trabalhar, estudar, escovar os dentes, comprar, buscar as crianças... Esses pensamentos não levam ninguém a lugar algum!

Qual é o exemplo que estamos dando para a nova geração? Tentamos dar aquilo que não tivemos? Isso está dando certo?

Desde a infância as crianças estão cercadas de brinquedos eletrônicos, televisão e sedentarismo. Seu universo gera as necessidades de consumo que os pais tentam suprir.

Muitas vezes a quantidade de dinheiro disponível para os gastos do adolescente é maior do que o salário que ele conseguiria se trabalhasse. O fator financeiro associado às facilidades conseguidas pelo mérito dos pais cria uma falsa ideia de que o mundo é assim.

A cada dia existem mais universidades e pessoas que aprendem a repetir conceitos.

O jovem, ao terminar sua formação, se sente perdido ao pensar em continuar sua vida fora da casa dos pais, porque a zona de conforto criada é mais agradável do que ser alguém.

Ao acreditar nas notícias de que uma boa formação trará novas perspectivas, começam os cursos, pós-graduações, mestrados e doutorados. Uma boa formação traz oportunidades, mas o que define quem irá usufruir dessa oportunidade é a inteligência emocional, e isso não se aprende na faculdade.

Poupar um adolescente do trabalho (aprendizado orientado) para deixá-lo aprender na tentativa e erro pode se tornar um problema futuro. Quem não aprende a se dedicar a alguma coisa desde cedo não o fará na fase adulta. Sem a ocupação produtiva do tempo começam os problemas de relacionamento, madrugadas na internet e falta de perspectivas.

Não é preciso dizer que existem mais profissionais do que empregos, então o critério não é mais a formação. Com a oferta, diminui a perspectiva de renda.

Quem se dá bem com isso? Quem não tem tanta especialização, mas tem um ofício. Um bom soldador, pintor, marceneiro, eletricista, técnico, muitas vezes, ganha mais do que um profissional liberal. Aprender um ofício em profissões que estão carentes de profissionais pode trazer mais futuro e estabilidade financeira.

O dinheiro muda de mãos de tempos em tempos e vai para a mão que sabe cuidar dele. Ter dinheiro é diferente de manter o dinheiro.

Precisamos enxergar o círculo vicioso que acabamos criando e considerando como uma forma de vida. Temos dois olhos, dois ouvidos e uma boca. Isso significa que deveríamos falar menos, observar e ouvir mais.

Muitas pessoas acreditam que para ser feliz é necessário mudar o contexto que as cerca. No entanto, não é bem assim que funciona. A cada decisão, a cada sim ou não, a cada omissão, geramos desdobramentos que modificam o nosso futuro.

Se você não escolhe, a escolha é sua. Se alguém escolhe por você, a escolha também é sua. Somos os responsáveis por tudo o que acontece em nossa vida; por isso, não faça planos em função dos outros, pois você terá que conviver com você enquanto viver, mas os outros não estão obrigados a isso.

Em algum momento começaremos a fazer um balanço de nossas vidas, analisando o que realmente valeu a pena. Temos que rever os nossos conceitos e ver o que realmente é importante neste mundo.

Então, antes que seja tarde, essa é a sua vida!

- Encontre a força para escolher o que você quer fazer e faça bem feito.
- Encontre a força para amar quem você quer nesta vida e ame com honestidade.
- Encontre a força para controlar sua própria vida.
- Encontre tempo para fazer sua vida saudável.

Ninguém pode fazer isso por você!

QUEBRANDO PARADIGMAS

Quando fizer algo diferente, saiba que será criticado.
Se não fizer nada, também será criticado.
Então, seja criticado, mas faça alguma coisa!

A sensação ao terminar uma faculdade é de que deveríamos começá-la novamente. A verdade é que ninguém está apto só porque se forma, se especializa ou tem um excelente desempenho.

Infelizmente, a capacidade de se relacionar com as pessoas, adquirir confiança e descobrir o que realmente está por trás do que parece ser a queixa principal não se aprende em nenhuma faculdade.

Quando me formei, não assumi nenhum compromisso de trabalho, pois quando seguimos "o fluxo" não fazemos escolhas conscientes e passamos a administrar uma sequência de ocorrências. Acontece que, nesse momento, você deve fazer escolhas que vão determinar a sua vida.

Em contrapartida, durante a faculdade criei um sistema de reeducação alimentar baseado na fisiologia (dieta fisiológica, tema do livro *Quem disse que comer engorda?*) que tornou minha casa um destino da romaria de colegas e funcionários da faculdade que queriam emagrecer.

Por desenvolver algo simples e de que as pessoas precisavam, depois de formada nunca tive que divulgar meu trabalho e o fluxo de pessoas acabou me forçando a montar um consultório para ter sossego em casa. Enquanto isso, paralelamente acompanhava o serviço de clínica médica para adquirir a segurança para tomar decisões, enquanto me capacitava na área em que iria atuar.

O trabalho era árduo, pois as pessoas queriam um médico que *resolvesse* os seus problemas e não um médico que os *ajudasse a resolver* os seus problemas.

Como existia o pagamento pelo serviço, na cabeça das pessoas o resultado estaria sendo comprado, e fazer desse limão uma limonada era uma oportunidade para detectar uma nova forma de trabalho e inverter essa relação.

Durante quatro anos trabalhei de forma convencional, e percebi que desse modo teria que conviver com sucessos e insucessos, gerando uma profunda reflexão para ver onde eu estava errando:

- Ou estavam me faltando informações.
- Ou eu estava trabalhando para o público errado, que não achava importante ter hábitos mais saudáveis.

Durante seis meses, fiz uma revisão de toda base teórica envolvida no atendimento diário, analisei a minha forma de trabalho e o perfil dos clientes, percebendo a origem dos problemas:

- "O cliente saudável não é um paciente."
- "O cliente busca uma medicina de resultados."
- "O cliente que não retorna não permite a avaliação da conduta para saber se estamos acertando ou errando."
- "Os clientes são do mundo, são atraídos por inúmeros artifícios e tentam nos submeter a esse jogo, antes de buscar a qualidade."

E, finalmente, a mais triste conclusão:

- "Como eu posso ter um excelente índice de sucesso se não sou eu que escolho os pacientes que serão tratados?"

A partir do momento em que o paciente liga para o consultório, marca uma consulta e paga por ela, está me obrigando a atendê-lo.

Pela lei, o médico está obrigado ao atendimento de emergência e que represente risco de vida, o que não era o meu caso. Paciente em risco vai para o hospital e não para o consultório.

O primeiro paradigma que tinha que ser quebrado era a "consulta médica", e junto com ela as consequências financeiras a curto e médio prazos e também a aceitação de que haveria uma interpretação equivocada na classe médica.

Assim eu inverteria a relação, pois eu escolheria quem seria tratado.

Isso me permitiria avaliar se eu tenho a capacidade para resolver o problema, assim como avaliar se o cliente deseja ser tratado.

Quem deve me convencer de que vale a pena ser atendido é o cliente. É uma perda de tempo tentar orientar quem não quer ser orientado, ir ao médico quando não se deseja seguir as prescrições.

O tempo que leva para ajustar o foco (achar o problema), reunir informações para chegar à solução (diagnóstico) e estabelecer a estratégia (tratamento) não deve ser um desperdício.

Se o indivíduo não pretende ou não tem compromisso com o acompanhamento, o máximo que o médico pode fazer é orientar.

Nesse caso, não se comprometer é uma atitude inteligente. Se você perguntar a um infartado: "Se você soubesse que isso iria acontecer, teria continuado com o mesmo estilo de vida?", é óbvio que a resposta seria "não". Mas o prazer imediato e o livre-arbítrio são condições pessoais. Não vale a pena ocupar unidades de memória armazenando uma informação que não pode ser avaliada.

Para isso, a realidade nua e crua deve ser dita na medida do possível, gerando um compromisso que deve ultrapassar as intenções e criar um comprometimento real.

Essa atitude resolveria vários problemas, como o respeito, pois um médico não estuda no mínimo quinze anos para ter um cliente que não percebe o grau de conhecimento adquirido para subordiná-lo ao seu humor.

As campanhas de valorização do médico estão tentando mudar o cenário, mas cada médico deve estabelecer o seu valor.

No decorrer de vinte anos de profissão, lidando com a expectativa das pessoas, aprendi a ficar "amarela" e dizer o que tinha que ser dito, para não ficar "vermelha de raiva" por ter medido as palavras.

Aprendi a não me colocar em má situação e muitas vezes dizer: "Desista, porque eu não vou dizer o que você quer ouvir".

A partir do momento em que eu escolho, devo estar apta a resolver, minimizar ou controlar o problema, o que implica não só tratar o problema, mas a pessoa que o tem.

Acho engraçado quando alguém me pergunta por que escolhi atuar em medicina estética? Quem disse que meu segmento é a estética?

Sou especialista em nutrologia, e criei um sistema de reeducação alimentar baseado na fisiologia, por necessidade pessoal, que me permite tratar a obesidade sem medicamentos.

O fato de emagrecer não faz com que o contorno corporal volte à conformação inicial, e nesse contexto os tratamentos estéticos ordenados são necessários.

Fiz uma pós-graduação em dermatologia para entender o melasma (mancha pigmentada na face) e percebi que existem tentativas de amenizar o problema sabendo que haverá recidivas.

Sabemos que qualquer substância que se deposite acima da camada basal (camada que separa a pele superficial – epiderme – da camada mais profunda – derme) emergirá à superfície em 45 dias, sendo aconselhável controlar a produção do pigmento a partir daí.

Se uma das causas do melasma é o uso de pílula anticoncepcional (estrogênio estranho), como poderemos tratar o melasma usando protetor solar com efeito estrogênico? Além desse efeito, ainda existe o contato químico da substância que se acumula e causa uma reação irritativa, conflitando com os tratamentos. O melasma não é apenas uma condição local. Falamos de uma condição sistêmica cumulativa que estamos provocando.

Na verdade, minha motivação para estudar são os desafios ou os limites considerados normais, por isso eu ainda estou decidindo qual será o meu segmento. Não me importa quantas pós-graduações eu terei que fazer para descobrir o que eu quero saber, mas a vantagem é que acabo descobrindo outros universos.

Até agora estou reunindo informações, pois jamais conseguiria um número tão expressivo de anamneses a ponto de chamar a atenção para um padrão em algumas patologias, como: obesidade, desenvolvimento de alergias na fase adulta, doenças autoimunes, infertilidade, miomas, endometriose, cistos de ovário, nódulos na mama e tireoide, andropausa e menopausa, depressão, esquizofrenia e situações estéticas que na verdade são o início de um alerta sistêmico. Isso me permite ter outro foco, estudar os casos, explicar o problema e orientar a busca pelo especialista.

Jamais conheceria a essência das pessoas se as tratasse quando estão doentes. Jamais chegaria aonde cheguei se tivesse o fator limitante do serviço público e experimentasse a impotência e frustração de situações que não podem ser resolvidas porque existem protocolos a serem seguidos e normas a serem respeitadas.

Quando me perguntam o que eu faço, dependendo da pessoa respondo a verdade:

- "Meu trabalho é determinar o que funciona e implementar as rotinas."
- "Detectar as falhas do que não funciona e pesquisar até achar uma forma de controlar os resultados."

Uma rotina ou tratamento já estabelecido pode não estar correto se os fatores variáveis estiverem fora de controle. E se isso ocorrer, é sinal de que é preciso rever os conceitos básicos para desenvolver um novo raciocínio.

As pessoas me perguntam por que estudo tanto e não abro o atendimento da parte clínica para o paciente externo.

- Porque o tratamento deve se basear em fatos para evitar questionamentos.
- Porque se não puder fazer o acompanhamento, é preferível não se comprometer.
- Porque também devemos escolher os pacientes pelo seu discernimento e comprometimento.

Felizmente, após a análise das variáveis e estabelecimento das rotinas, concluí a formatação de uma forma de trabalho controlável, junto com uma equipe multidisciplinar. Acredito que somente dessa forma o conhecimento, o investimento e o trabalho podem ser úteis e valorizados.

Na medicina investigativa o médico escolhe os casos que irá pesquisar, tendo como objetivo a causa do problema, a busca de soluções e a implementação da estratégia que será seguida, voluntariamente, pelo paciente, pois ele é quem está contratando esse serviço.

Nós, médicos da medicina "alternativa", já estamos acostumados aos desafios e às críticas, e quando temos alguma informação que pode melhorar a vida das pessoas nos sentimos na obrigação de divulgá-la, para que o conhecimento não se perca.

Bom proveito!

CONSIDERAÇÕES FINAIS

Eu não posso fazer tudo, mas posso fazer alguma coisa. Se todos nós fizéssemos alguma coisa, poderíamos conquistar qualquer coisa.
(Robert L. Shimmel)

Anexo 1

A VELOCIDADE DO CONHECIMENTO

Por André Leon Sampaio Gradvohl

Para compreender como foi possível aumentar a velocidade do conhecimento, devemos entender o conceito de convergência digital.

Com o crescimento exponencial da busca por informação, as empresas descobriram que integrar diversos serviços de comunicação em um único dispositivo poderia tornar esse aparelho mais atrativo comercialmente. Essa integração de tecnologias e serviços, compartilhando o mesmo meio – a internet –, é o que se chama **convergência digital**.

Acesso à internet pela televisão, telefonia, transmissões de rádio pela internet e até o uso de celulares para assistir à TV são alguns exemplos de convergência digital.

No **modelo analógico**, a transmissão de dados entre diferentes plataformas era difícil de acontecer. Por outro lado, no **modelo digital**, tudo se resume a um conjunto de bits (unidade que pode assumir apenas dois valores, 0 ou 1), que pode ser facilmente sincronizado e compartilhado entre vários aparelhos digitais. **Portanto, no modelo digital, essa linguagem binária é comum a todos os aparelhos.**

No entanto, o adjetivo "digital" não é suficiente para implementar a convergência. É preciso ter uma largura de banda suficiente para comportar tantos dados trafegando ao mesmo tempo. A largura de banda é uma medida da quantidade de bits por segundo que uma rede pode transmitir.

Atualmente, há redes de fibra óptica capazes de transmitir 14 trilhões de bits por segundo. Isso significa aproximadamente 2.660 CDs ou 210 milhões de chamadas telefônicas por segundo. Estima-se, ainda, que essa velocidade esteja triplicando a cada seis meses.

O tempo que se gasta para ter acesso à informação no mundo virtual é relativizado e substituído pela largura de banda necessária para acessar o material.

A Associação Brasileira de Empresas de Tecnologia da Informação e Comunicação (Brasscom) publica anualmente o Índice Brasil para Convergência Digital (IBCD), um relatório que analisa aspectos da inovação e convergência digital no país. Na última publicação, em 2008, o IBCD aponta que já existem mais de 10 milhões de conexões em banda larga fixa, com cerca de 40% dos municípios brasileiros atendidos por essa tecnologia. Apesar desse aumento, quem está consumindo a convergência digital são as classes A e B.

Além da velocidade de transmissão, outro fator que permitiu a convergência de tecnologias digitais foi a **adoção de padrões abertos para comunicação, os chamados protocolos**. Esses protocolos de comunicação são a base para a internet e estabelecem regras que definem a sintaxe, a semântica e a forma de sincronização dos vários elementos comunicantes.

Essas regras podem ser estabelecidas através de software (programas) ou hardware (equipamentos). Assim, todo equipamento ligado à internet adota vários protocolos para se comunicar com diversos outros dispositivos.

Somam-se todos esses aspectos ao aumento do poder de processamento; à redução do tamanho dos microchips que realizam o processamento da informação; ao baixo consumo de energia; e à baixa relação custo-benefício do aparelho, tornando os dispositivos portáteis e atrativos para o consumidor. Além disso, o advento da convergência digital criou um novo paradigma na área econômica, pela forma como novos produtos e serviços serão divulgados e comercializados na rede.

Anexo 2

POR QUE A NOSSA SAÚDE TENDE A PIORAR?

O clínico geral era o verdadeiro médico de família. Ele conhecia seus pacientes, o contexto familiar, seus problemas, acompanhava a evolução das patologias e encaminhava para os especialistas as situações que deveriam ser investigadas.

Com o advento dos planos de saúde – e por falhas de planejamento –, essa triagem inicial do paciente pelo clínico se perdeu, e o próprio paciente passou a "folhear o livrinho do plano de saúde" e escolher o médico de acordo com sua vontade.

Essa falha de planejamento causou enormes prejuízos para a saúde da população, pois desvalorizou os clínicos, que têm uma experiência inigualável, e fez com que cada usuário do plano de saúde se tornasse um "livro com páginas em branco" a cada consulta com seu médico eleito.

Imagine que um indivíduo começou a sentir uma "dor no peito", abriu o "livrinho do plano de saúde" e marcou uma consulta com o cardiologista. Ao se consultar, como o paciente é um "livro em branco", o especialista vai investigar as possíveis causas dessa dor, mas também focará na sua área.

Uma "dor no peito" pode ser: refluxo gastroesofágico, hérnia de hiato, flatulência, angina, infarto, fadiga nos músculos intercostais e problemas respiratórios, entre outros, mas nesse momento o paciente vai perder de 15 a 45 dias para descobrir que seu problema não é cardíaco e ser encaminhado a outro especialista. E assim sucessivamente.

Depois de responder a várias perguntas nos consultórios médicos, surge a dúvida: "Será que eu tenho esses sintomas e não percebi antes?".

A cada consulta o limiar de tolerância do paciente vai diminuindo, juntamente com sua vontade de repetir a mesma história, achando que o médico deve adivinhar o seu problema. Aí o discurso muda: "Doutor, eu já fui a vários médicos e ninguém resolveu o meu problema...".

Isso sem falar em quando ele vai para a internet e acha uma doença que tem todos os sintomas que ele apresenta, mas que só acontece numa condição específica que não é a dele.

Temos o mundo Antes do Google e Depois do Google. Dr. Google é a segunda opinião: influencia bastante, mas não faz diagnóstico nem acompanha pacientes.

Quando o médico descobre o problema e prescreve uma receita, deveria ser a solução mas pode ser um pesadelo, porque:

- Muitas vezes o paciente inicia o tratamento, mas se deixa influenciar por outras opiniões e acaba abandonando o tratamento, agravando o problema.
- Outras vezes o paciente não acredita que a solução foi encontrada e vai para outro médico, porque o problema dele é muito complexo.
- Quando o paciente faz o tratamento, raramente retorna para o acompanhamento, deixando de se beneficiar de medidas preventivas.
- E, por incrível que pareça, muitos pacientes se alimentam das conversas com o médico. Estar saudável significa deixar de ter problemas e ter que assumir responsabilidades.

Numa intervenção cirúrgica (não estética), a prioridade é a vida, e é comum depois de uma cirurgia para retirar a vesícula ou apêndice, corrigir uma hérnia ou restaurar uma função motora, o médico sofrer cobranças dos pacientes por causa da cicatriz.

- Quem disse que um procedimento cirúrgico não tem cicatriz?
- Quem disse que com uma prioridade maior, que é a vida, o cirurgião deve se preocupar com a cicatriz?
- Alguém sabe com o que o cirurgião está preocupado? Com a sobrevivência, restauração das funções e infecção.
- Alguém poderá reclamar da cicatriz se estiver morto?

No atendimento de emergência o estresse é muito maior, principalmente quando o paciente resolve procurar o serviço no final de semana ou à noite, porque é nesse horário que ele tem tempo. Este atendimento nem sempre termina bem, porque num setor de emergência existem prioridades, e essa prioridade é da situação de EMERGÊNCIA.

Nesse caso, o indivíduo que aguarda é invadido por um turbilhão de pensamentos, como:

- "Eu pago o plano e devo ter direitos iguais..."
- "Eu cheguei primeiro e o outro é que vai ser atendido!"
- "É um absurdo esperar esse tempo todo!"
- "A secretária nem deve ter avisado o médico que eu cheguei!"
- "O médico deve estar dormindo..."
- "Se eu estivesse morrendo, seria atendido mais rápido!"

Com isso o paciente vai se irritando, e quando chega ao médico já perdeu a paciência, muitas vezes extrapolando os limites.

O paciente que sofre não é o problema. O problema são os familiares, que em vez de colaborar e facilitar as informações, começam a fazer "escândalo". Na opinião deles, ganha mais atenção quem fizer um "escândalo notável", mas na verdade quando isso acontece começa o desacato e a relação já começa perdendo. Perde-se o estímulo, perde-se a vontade e faz-se apenas o necessário...

As pessoas estão aterrorizadas pelas campanhas de saúde e só se sentem saudáveis quando estão com seus exames dentro das prescrições oficiais.

Nessa cultura, não existe um passado, não existe uma causa, existe a busca por um remédio que vai resolver o problema imediato. O médico que fala em prevenção acaba sendo chato.

"Doutor eu sei tudo que tenho que fazer e tudo que o senhor vai falar, mas a minha vida é muito atribulada!". Então, qual a finalidade da visita ao médico? Vou responder: peso na consciência, dor ou limitação!

Quem perde com isso? O médico? Também, mas quem paga o preço é a população!

Nosso modo de vida favorece o desenvolvimento das doenças da civilização, e como a relação se inverteu, o mercado da doença foi instalado, aumentando a distância na relação médico-paciente pela subestimação do conhecimento médico e pela automedicação.

Anexo 3

O DESAFIO DE SER PIONEIRO NO BRASIL

O jornal do CFM (Conselho Federal de Medicina) de fevereiro de 2010 publicou a resolução 1.942/10, que reduziu de cinco para dois anos o tempo de estabilidade no peso para que o paciente se submeta à cirurgia bariátrica e reconheceu o procedimento (gastrectomia vertical). Segundo a matéria, "quando há pesquisas com novas técnicas dentro dos padrões normatizados pela legislação... o CFM faz a análise e reconhecimento científico".

O texto não divulgou durante quanto tempo o procedimento foi testado em animais antes de ser usado em humanos. Devemos lembrar que, para "os padrões normatizados", a pesquisa tem que vir primeiro. Nesse caso, a prática em pacientes antecedeu a pesquisa. Houve cobrança pelo serviço e muitas mortes decorrentes desse serviço. Também não determinou qual órgão está controlando o tempo da estabilidade do peso.

Não sou contra a cirurgia bariátrica, mas contra a forma com que as coisas são feitas.

Felizmente, essa atitude criou uma "jurisprudência para todas as técnicas que são usadas antes da pesquisa".

Em 13 de abril de 2010 entrou em vigor o sexto Código de Ética Médica reconhecido no Brasil, após vinte anos de vigência do Código anterior.

Princípios fundamentais:

I – A Medicina é uma profissão a serviço da saúde do ser humano e da coletividade e será exercida sem discriminação de nenhuma natureza.

II – O alvo de toda a atenção do médico é a saúde do ser humano, em benefício da qual deverá agir com o máximo de zelo e o melhor de sua capacidade profissional.

III – Para exercer a Medicina com honra e dignidade, o médico necessita ter boas condições de trabalho e ser remunerado de forma justa.

Dentro do contexto da medicina curativa (sintoma/remédio/procedimento), para que o profissional exerça bem a sua função seu pensamento deve estar focado no trabalho, e este deve lhe oferecer as condições necessárias para a realização pessoal. Fazê-lo sentir que está sendo útil e que com o seu trabalho consegue ter uma vida pessoal digna.

IV – Ao médico cabe zelar e trabalhar pelo perfeito desempenho ético da Medicina, bem como pelo prestígio e bom conceito da profissão.

V – Compete ao médico aprimorar seus conhecimentos e usar o melhor do progresso científico em benefício do paciente.

Aqui começam dois problemas:

O primeiro é o custo da atualização, que varia entre R$ 30 mil e R$ 80 mil.

O segundo é "usar o melhor do progresso científico em benefício do paciente". Como, se o conhecimento "reconhecido" está atrasado? O médico tem até medo de dizer que existe algo que já é usado em outros países como rotina.

VI – O médico guardará absoluto respeito pelo ser humano e atuará sempre em seu benefício. Jamais utilizará seus conhecimentos para causar sofrimento físico ou moral, para o extermínio do ser humano ou para permitir e acobertar tentativa contra sua dignidade e integridade.

VII – O médico exercerá sua profissão com autonomia, não sendo obrigado a prestar serviços que contrariem os ditames de sua consciência ou a quem não deseje, excetuadas as situações de ausência de outro médico, em caso de urgência ou emergência, ou quando sua recusa possa trazer danos à saúde do paciente.

Perfeito! Mas não são todos que poderão se dar a esse luxo. Acho que cabe ao Conselho enfatizar essa regra para os estabelecimentos de saúde e principalmente para os planos de saúde.

Assim como nos estabelecimentos públicos tem um cartaz dizendo que "desacatar o funcionário público no exercício da função ou em razão dela é crime passível de multa ou detenção de 6 meses a 2 anos, prevista no artigo 331 do código penal", nos estabelecimentos de saúde deveria existir uma placa dizendo que "o médico tem o direito de se recusar a prestar serviços que contrariem seus princípios e também recusar o atendimento a quem não deseje. Em caso de urgência ou emergência, o atendimento inicial será feito". Assim, a relação de respeito poderá voltar a acontecer. A valorização pessoal é que trará a valorização da classe.

VIII – O médico não pode, em nenhuma circunstância ou sob nenhum pretexto, renunciar à sua liberdade profissional, nem permitir quaisquer restrições ou imposições que possam prejudicar a eficiência e a correção de seu trabalho.

Aqui se cria um conflito entre o que está estabelecido e o conhecimento pessoal. O texto diz "em nenhuma circunstância ou sob nenhum pretexto, renunciar à sua liberdade profissional, nem permitir quaisquer restrições ou imposições que possam prejudicar a eficiência e a correção de seu trabalho".

É justamente por causa dessa liberdade que existem outras medicinas além da curativa. Porque é impossível saber tudo, porque a verdade muda com o tempo, porque a regulamentação ocorre dez a vinte anos depois da implementação e porque muita gente morre nesta transição.

IX – A Medicina não pode, em nenhuma circunstância ou forma, ser exercida como comércio.

Corretíssimo! Por isso, os honorários médicos são estabelecidos em tabelas para quem se submete à rede pública, e na rede privada variam de acordo com os seus custos (custos que incluem a aquisição do conhecimento).

Na rede pública o patrão é o governo, na rede privada o patrão é o empreendedor.

Na rede pública os impostos dos profissionais são descontados na fonte, enquanto a estrutura pública absorve a carga tributária para sua existência. Na rede privada, tanto o custo fixo do estabelecimento, como os funcionários e os impostos (representam aproximadamente 30% do faturamento bruto) são custeados pelo empreendedor.

Como visto no artigo V, "Compete ao médico aprimorar continuamente seus conhecimentos e usar o melhor do progresso científico em benefício do paciente", e o aprimoramento e o conhecimento têm um custo.

X – O trabalho do médico não pode ser explorado por terceiros com objetivos de lucro, finalidade política ou religiosa.

Realmente, fazer política ou angariar seguidores religiosos seria o final dos tempos, mas onde o número crescente de médicos trabalharia se não houvesse o empresário?

No país em que vivemos, felizmente ou não, o recurso de ponta está na instituição privada, que até presta serviço à instituição pública. A instituição pública está praticamente falida.

Se o empresário não tiver lucro, como poderá investir em toda essa tecnologia? O que deve ser valorizado é a relação de trabalho, mas o lucro da instituição privada é que permite que tenhamos acesso a informação e tecnologia.

Ou alguém acha que conseguiria com os seus rendimentos suprir sua família e ainda investir nesse segmento?

XI – O médico guardará sigilo a respeito das informações de que detenha conhecimento no desempenho de suas funções, com exceção dos casos previstos em lei.

XII – O médico empenhar-se-á pela melhor adequação do trabalho ao ser humano, pela eliminação e pelo controle dos riscos à saúde inerentes às atividades laborais.

XIII – O médico comunicará às autoridades competentes quaisquer formas de deterioração do ecossistema, prejudiciais à saúde e à vida.

Tanto os cientistas quanto os ambientalistas já vêm comunicando a deterioração do ecossistema há anos. Este livro reúne todo tipo de informação necessária para a tomada de decisões.

As autoridades competentes estão sujeitas aos interesses políticos, mas segundo os "Princípios e Diretrizes do Conselho Federal de Medicina e os Conselhos Regionais de Medicina":

– Art. 4° – São princípios e diretrizes de atuação do Conselho Federal e dos Conselhos Regionais de Medicina:

– I – visar a promoção, proteção e recuperação da saúde dos cidadãos.

Se cada um de nós fizer a sua parte, talvez possamos ver as futuras gerações numa realidade diferente da nossa.

XIV – O médico empenhar-se-á em melhorar os padrões dos serviços médicos e em assumir sua responsabilidade em relação à saúde pública, à educação sanitária e à legislação referente à saúde.

XV – O médico será solidário com os movimentos de defesa da dignidade profissional, seja por remuneração digna e justa, seja por condições de trabalho compatíveis com o exercício ético-profissional da Medicina e seu aprimoramento técnico-científico.

XVI – Nenhuma disposição estatutária ou regimental de hospital ou de instituição, pública ou privada, limitará a escolha, pelo médico, dos meios cientificamente reconhecidos a serem praticados para o estabelecimento do diagnóstico e da execução do tratamento, salvo quando em benefício do paciente.

Isso significa que "o conhecimento e as técnicas reconhecidas são relativas" e podem ser usadas em benefício do paciente. Nos EUA, por exemplo, os médicos devem explicar o seu raciocínio.

XVII – As relações do médico com os demais profissionais devem basear-se no respeito mútuo, na liberdade e na independência de cada um, buscando sempre o interesse e o bem-estar do paciente.

Devemos mudar nossa postura se quisermos ser vistos como profissionais da saúde. O tempo pode ensinar muita coisa, mas acaba matando seus discípulos, então, contar com a troca de informações e o ensinamento dos mais experientes é um verdadeiro presente. Agradeço a todos os meus professores pelo aprendizado quando os encontro, mesmo que eles não se lembrem de mim.

XVIII – O médico terá, para com os colegas, respeito, consideração e solidariedade, sem se eximir de denunciar atos que contrariem os postulados éticos.

XIX – O médico se responsabilizará, em caráter pessoal e nunca presumido, pelos seus atos profissionais, resultantes de relação particular de confiança e executados com diligência, competência e prudência.

Perfeito! Por isso o médico deve escolher os seus pacientes. O custo dessa responsabilidade está subentendido. O ato de assumir qualquer responsabilidade deve ser consciente.

XX – A natureza personalíssima da atuação profissional do médico não caracteriza relação de consumo.

XXI – No processo de tomada de decisões profissionais, de acordo com seus ditames de consciência e as previsões legais, o médico aceitará as escolhas de seus pacientes, relativas aos procedimentos diagnósticos e terapêuticos por eles expressos, desde que adequadas ao caso e cientificamente reconhecidas.

XXII – Nas situações clínicas irreversíveis e terminais, o médico evitará a realização de procedimentos diagnósticos e terapêuticos desnecessários e propiciará aos pacientes sob sua atenção todos os cuidados paliativos apropriados.

A população do planeta está envelhecendo, isso é um fato.

O foco da população é o sintoma. O foco do sistema é resolver o problema imediato. As campanhas de prevenção visam diminuir os problemas de saúde em determinados segmentos, mas a doença silenciosa causada pelo excesso de medicação, automedicação, estilo de vida e pela intoxicação ambiental está promovendo as chamadas "doenças da velhice", que vão levar a limitações e consequentemente a situações terminais.

Os conselhos têm o poder de influenciar a proibição e liberação de medicamentos. Também podem rever o ensino médico desde a faculdade.

XXIII – Quando envolvido na produção de conhecimento científico, o médico agirá com isenção e independência, visando ao maior benefício para os pacientes e a sociedade.

Sim, e quando isso ocorrer os conselhos também devem se abrir para questionar e aceitar os novos conhecimentos.

Além disso, os conselhos têm o poder de "facilitar tanto a burocracia como a comunicação" aos médicos que detenham o conhecimento. Esses médicos são pensadores, e não políticos!

XXIV – Sempre que participar de pesquisas envolvendo seres humanos ou qualquer animal, o médico respeitará as normas éticas nacionais, bem como protegerá a vulnerabilidade dos sujeitos da pesquisa.

XXV – Na aplicação dos conhecimentos criados pelas novas tecnologias, considerando-se suas repercussões tanto nas gerações presentes quanto nas futuras, o médico zelará para que as pessoas não sejam discriminadas por nenhuma razão vinculada a herança genética, protegendo-as em sua dignidade, identidade e integridade.

O controle da saúde é a mais importante forma de controle social, mas o efeito devastador da informação vai se tornar mais frequente.
O próprio código de ética demonstra o paradigma que o médico e os conselhos vivem no seu dia a dia:

- *Ser responsável por seus atos x condições de trabalho x obrigatoriedade no atendimento.*
- *Ser responsável pela sua atualização x remuneração vinculada a produção e carga horária.*
- *Atualização do médico x situações políticas e administrativas que não têm interesse em implementar as mudanças.*
- *Conselhos influenciando o sistema de saúde x interesses comerciais.*
- *Conselhos tentando conter situações abusivas x profissionais inconsequentes.*

Independentemente de gostarmos ou não, já estamos vivendo um momento de profundas mudanças na medicina que conhecemos. Administrar esse efeito, sendo conservador, é que vai ser o problema.
O nome "conselho" se refere a aconselhar e não a arbitrar. Ele existe para nos proteger e não para nos intimidar. Por isso o meio médico deve perder o medo e se aproximar dos conselhos para melhorar a comunicação. Assim como eles não conseguem adivinhar o que estamos pensando, também não conseguimos adivinhar o que eles estão pensando!
A palavra MUDANÇA pode causar arrepios por causa do desconhecido, mas também pode ser uma oportunidade para mudar as nossas vidas.

Anexo 4

QUEBRANDO PARADIGMAS

Como sempre existe um fator que impulsiona as mudanças, desde os 42 anos, comecei a sentir os sintomas do climatério (período que antecede a menopausa), e passei a observar nos pacientes as suas dificuldades, os sucessos e insucessos, as razões do abandono do tratamento da reposição hormonal e o acompanhamento periódico destes pacientes.

A pesquisa mais detalhada nas anamneses (história clínica) e a dificuldade de adaptação dos pacientes à TRH (terapia de reposição hormonal) me fizeram perceber que esses eventos eram muito comuns, tornando claro o que o destino me reservaria no tratamento convencional. Então, resolvi buscar outras opções.

Também tive uma surpresa ao me deparar com meu filho, que parecia saudável aos 22 anos, com uma arritmia supraventricular (3.782 isoladas, 2.361 pareadas e 1.079 taquicardias por dia), que pode ocorrer em adolescentes, mas que o levou a um cateterismo com ablação (cauterização do foco da arritmia), detectando também focos de taquicardia atrial parassinusal e forame oval. Não usuário de drogas, álcool ou fumo, mas usuário de alimentos industrializados. Se não fosse o bastante, apresentava uma fadiga intensa e um glaucoma em evolução. Para quem não tem familiaridade com essas palavras, posso resumir que isso não é nada bom!

Comecei a me perguntar se o que eu conhecia da medicina conseguiria oferecer alguma perspectiva a não ser controlar os efeitos.

O conformismo de que a vida é assim mesmo pode ser normal para algumas pessoas, mas se eu fui feita à imagem e semelhança de Deus, então esse limite é pessoal.

Resolvi buscar a informação onde ela estivesse. Fiz quatro cursos e uma pós-graduação, e ao prosseguir com a investigação achei:

– Cortisol no sangue = 19,6 mcg/dl (5 a 25); cortisol salivar = 2,35 nmol/l em cinco amostras (13 a 18), o que indica que um pico do cortisol no sangue está "aparentemente" adequado (picada da agulha e o estresse da coleta), mas não se mantém durante o dia. O exame de saliva é compatível com o cansaço crônico apresentado.

– Estradiol salivar = 2,5 pg/ml (< 2,5); estrona salivar = 9,5 pg/ml (3 a 6). Predominância estrogênica para a via da estrona, formando radicais 2OH e 16OH estrona (associados ao câncer de próstata).

– Testosterona sangue = 5,94 ng/ml (1,75 a 7,81); testosterona salivar = 102,6 pg/ml (300 a 330), o que indica que a testosterona no sangue está adequada, mas baixa para um jovem de 22 anos. Na célula, a testosterona livre (pronta para exercer sua ação) está insuficiente.

– Colesterol 165 mg/dl, normal para os "níveis" atuais e baixo para a produção de hormônios esteroides e para as funções de reparo.

– PCR = 0,3 mg/l (atividade inflamatória).

Esse quadro não é diferente de nada do que falamos até agora. O coração é um órgão que tem muito receptor para hormônio tireoidiano e hormônio andrógeno (testosterona no homem e estrogênio na mulher). Por que será que "DEUS" colocou esses receptores lá? De enfeite?

Se aos 22 anos ocorreu uma predominância estrogênica, o quadro clínico passou a se assemelhar com a andropausa (menopausa masculina), conferindo seus riscos e efeitos.

Essa é apenas a ponta do iceberg! Estamos num mundo diferente do mundo para o qual fomos criados fisicamente. Então, aqui as regras mudam.

Se o objetivo for qualidade de vida, então precisamos reunir informações suficientes para resolver o que puder ser resolvido e criar estratégias de prevenção até termos acesso à medicina regenerativa.

REFERÊNCIAS BIBLIOGRÁFICAS

[1] MACCHIARINI, P.; JUNGEBLUTH, P.; GO, T.; ASNAGHI, M. A.; REES, L. E.; COGAN, T.A. et al. Clinical transplantation of a tissue-engineered airway. *The Lancet,* 2008, Dec. 13, v. 372, n. 9.655, p. 2023-2030.

[2] TA SCIENCES. [online]. 2010. Disponível em: <http://www.tasciences.com>. Acesso em: 16 out. 2010.

[3] SIERRA SCIENCES. [online]. 2010. Disponível em: <http://www.sierrasciences.com >. Acesso em: 16 out. 2010.

[4] GUYTON, A. C.; HALL, J. E. *Tratado de fisiologia médica.* 11. ed. 2006; 857. Efeito do jejum sobre a degradação proteica.

[5] GUYTON, A. C.; HALL, J. E. *Tratado de fisiologia médica.* 11. ed., 2006; 845: Impossibilidade de sintetizar gorduras a partir de carboidratos na ausência de insulina.

[6] GUYTON, A. C.; HALL, J. E. *Tratado de fisiologia médica.* 11. ed., 2006; 848: Formação do colesterol e fatores que afetam a concentração do colesterol plasmático.

[7] CIÊNCIA TOPA TUDO. *Superinteressante*, n. 268, ago. 2009.

[8] MITKA, M. Controversies Surround Heart Drug Study: Questions About Vytorin and Trial Sponsors' Conduct. *JAMA: The Journal of The American Medical Association* 2008, Feb 27, vol. 299, p. 885- 887.

[9] KAUL, S.; AZARBAL, B. New Study Appears To Suggest That Use of Viagra May Have Adverse Cardiovascular Effects: Points Out Need For Further Studies. Cedars-Sinai Medical Center. Meeting of the American College of Cardiologists in Anaheim, CA, 2000, March 14. Disponível em: <http://www.sciencedaily.com/releases/2000/03/000314031715.htm>. Acesso em: 16 out. 2010.

[10] ZHENYU, LI.; XIAODONG, XI.; MINYI, GU.; ROBERT, FEIL.; RICHARD, D.YE.; MARTIN, EIGENTHALER.; FRANZ, HOFMANN.; XIAOPING, DU. A Stimulatory Role for cGMP-Dependent Protein Kinase in Platelet Activation. *CELL* 2003, Jan. 10, vol. 112, n. 1, p. 77-86.

[11] HEART PROTECTION STUDY COLLABORATIVE GROUP. MRC/BHF Heart Protection Study of Cholesterol Lowering With Simvastatin in 20.536 High-Risk Individuals: A Randomised Placebo-Controlled Trial. *The Lancet,* 2002, jul. 6, vol. 360 n. 9326, p. 7-22.

[12] GUYTON, A. C.; HALL, J. E. Tratado de fisiologia médica. 11. ed., 2006; 848: Usos específicos do colesterol no organismo.

[13] GUYTON, A. C.; HALL, J. E. Tratado de fisiologia médica. 11. ed., 2006; 848: Formação do colesterol.

[14] MAZZA, A.; CASIGLIA, E.; SCARPA, R.; TIKHONOFF, V.; PIZZIOL, A.; SICA, E.; PESSINA, A. C. Predictors of cancer mortality in elderly subjects. *European Journal Of Epidemiology* 1999, May; vol. 15, n. 5, p. 421-427.

[15] ALSHEIKH-ALI, A. A.; MADDUKURI, P. V.; HAN, H.; R. H. KARAS. Effect of the Magnitude of Lipid Lowering on Risk of Elevated Liver Enzymes, Rhabdomyolysis, and Cancer. *Journal of The American College of Cardiology*, 2007, Jul. 31, vol. 50, p. 409-418

[16] ANDERSON, K M. Cholesterol and Mortality: 30 Years of Follow-up from the Framingham Study. *JAMA: The Journal Of The American Medical Association,* 1987, Apr. 24; vol. 257, p. 2176-2180.

[17] MATSUZAKI M. et al. Large scale cohort study of the relationship between serum cholesterol concentration and coronary events with low-dose simvastatin therapy in Japanese patients with hypercholesterolemia - Primary Prevention Cohort Study of the Japan Lipid Intervention Trial (J-LIT). *Circulation Journal*, 2002, vol. 66, n. 12, p. 1087-1095.

[18] BEHAR, S. et al. Low serum cholesterol is associated with high total mortality in patients with coronary heart disease. *European Heart Journal*, 1997, vol. 18, p. 52-59.

[19] Disponível em: <http://www.plactest.com/pdf/PI/PI_CE/elisa/French_PI_ELISA_Kit_IVD.pdf>. Acesso em: 16 out. 2010.

[20] VISSER, M.; BOUTER L.M.; McQUILLAN, G.M.; WENER, M.H.; HARRIS, T.B. Elevated C-reactive protein levels in overweight and obese adults. *JAMA: The Journal of The American Medical Association,* 1999, Dec. 8; vol. 282, p. 2131-2135.

[21] GODMAN & GILMAN. *As bases farmacológicas da terapêutica*. 11. ed., 1991: 930.

[22] HUGGINS, C.B.; STEVENS, R.B.; HODGES, C. V. The effects of castration on adavanced carcinoma of the prostate gland. *Archives of Surgery,* 1941, vol. 43, n. 2, p. 209-223.

[23] MORGENTALER, A. Testosterone and Prostate Cancer: An Historical Perspective on a Modern Myth. *European Urology,* 2006, Jul. 26124.

[24] RODDAM, A. W. et al. Endogenous sex hormones and prostate cancer: a collaborative analysis of 18 prospective studies. *Journal of The National Cancer Institute,* 2008, vol. 100, p. 170-183.

[25] RHODEN, W. et al. High levels of circulating testosterone are not associated with increased prostate cancer risk: a pooled prospective study. *International Journal of Cancer*, 2004, Jan. 20, vol. 108, p. 418-424.

[26] MORLEY, J. E. et al. Testosterone replacement and the physiologic aspects of aging in men. Mayo Clinic. Symposium on testosterone replacement in elderly men, Palm Springs, Calif. (USA) 2000, vol. 75, n. 91. p. S83-S87.

[27] KHAW K.T. et al. Endogenous testosterone and mortality due to all causes, cardiovascular disease and cancer in men. *Circulation Journal,* 2007, vol. 116, p. 2694-2701.

[28] MALKIN, C.J. et al. The effect of testosterone replacement on endogenous inflammatory cytokines and lipid profiles in hypogonadal men. *The Journal of Clinic Endocrinology and Metabolism*, 2004, Jul., vol. 89, n. 7, p. 3313-3318.

[29] FOURNIER, A. et al. Unequal risks for breast cancer associated with different hormone replacement therapies: results from the E3N-EPIC cohort study. *Breast Cancer Research and Treatment*, 2008, Jan., vol. 107, n. 1, p. 103-111.

[30] PIKE, C. J.; ROSARIO, E. R.; NGUYEN, T. V. V. Androgens, Aging, and Alzheimer's disease. Anurs Gerontology Center, Los Angeles, California (USA). *Endocrine*, 2006, vol. 29, n. 2, p. 233-241.

[31] ROGAN, J. W.; BAGNIEWSKA, U. M.; DAMSTRA, T. Pollutants in Breast Milk. *New England Journal of Medicine,* 1980, out. 16, vol. 303, p. 945-946.

[32] SEIDLOVÁ-WUTTKE, D.; CHRISTOFFEL, J.; RIMOLDI, G.; JARRY, H.; WUTTKE, W. Comparison of effects of estradiol with those of octyl methoxycinnamate (OMC) and 4-methylbenzylidene camphor

(4-MBC) on fat tissue, lipids and pituitary hormones. *Toxicology and Applied Pharmacology* 2006, jul. 17. vol. 214, p. 1-7.

[33] SCHMUTZLER, C.; HAMANN, I.; HOFMANN, P.J.; KOVACS, G.; STEMMLER, L.; MENTRUP, B.; SCHOMBURG, L.; AMBRUGGER, P.; GRUTERS, A.; SEIDLOVÁ-WUTTKE, D.; JARRY, H.; WUTTKE, W.; KOHRLE, J. Endocrine active compounds affect thyrotropin and thyroid hormone levels in serum as well as endpoints of thyroid hormone action in liver, heart and kidney. *Toxicology,* 2004, Dec. 1, vol. 205, n. 1-2, p. 95-102.

[34] HANSON, K.M.; GRATTON, E.; BARDEEN, C.J. Sunscreen enhancement of UV-induced reactive oxygen species in the skin. Fr*ee Radical Biology and Medicine*, 2006, Oct. 15, vol. 41, n. 8, p. 1.205-1.212.

[35] HU, R.; GONG, X.; DUAN, Y.; LI, N.; CHE, Y.; CUI, Y.; ZHOU, M.; LIU, C.; WANG, H.; HONG, F. Neurotoxicological effects and the impairment of spatial recognition memory in mice caused by exposure to TiO2 nanoparticles. *Biomaterials*, 2010, Nov., vol.31, p. 8.043-8.050.

[36] JANJUA N.R.; MOGENSEN, B.; ANDERSSON, A.M.; PETERSEN, J.H.; HENRIKSEN, M.; SKAKKEBAEK, N.E.; WULF, H.C. Systemic absorption of the sunscreens benzophenone-3, octyl-methoxycinnamate, and 3-(4-methyl benzylidene) camphor after whole-body topical application and reproductive hormone levels in humans. *Journal of Investigative Dermatology,* 2004, vol. 123, p. 57-61.

[37] CARLSEN, E.; GIWERCMAN, A.; KEIDING, N.; SKAKKEAEK N. E. Evidence for decreasing quality of semen during past 50 years. *British Medical Journal,* 1992, Sep. 12, vol. 305, n. 6854, p. 609-613.

[37] TOPPARI, J.; LARSEN, J.C.; CHRISTIANSEN, P.; GIWERCMAN, A.; GRANDJEAN, P.; GUILLETTE, L.J.J.; JÉGOU, B.; JENSEN, T.K.; JOUANNET, P.; KEIDING, N.; LEFFERS, H.; MCLACHLAN, J.A.; MEYER, O.; MÜLLER, J.; MEYTS, E.R.; SCHEIKE, T.; SHARPE, R.; SUMPTER, J.; SKAKKEAK, N.E. Male reproductive health and environmental xenoestrogens. *Environmental Health Perspectives*, 1996, Aug., vol. 104, p. 741-803.

[38] JAGER, C.; FARIAS, P.; BARRAZA, A. Reduced seminal parameters breakthroughs in andrology associated with environmental DDT exposure and p,p'-DDE concentrations in men in Chiapas, Mexico: A cross-sectional study. *Journal of Andrology* 2006, vol. 27, n. 1. 122 p.

[38] BILA, D. M.; DEZOTTI, M. Desreguladores endócrinos no meio ambiente: efeitos e consequências. *Química Nova*, São Paulo, 2007, maio/jun., vol. 30, n. 3.

[39] WEBER, A. L.; NUNES, D. H.; SOUZA J. J. F.; PINTO, C. J. C. Avaliação de 496 laudos anatomopatológicos de melanoma diagnosticados no município de Florianópolis, Santa Catarina, Brasil. Anais Brasileiros de Dermatologia, Rio de Janeiro 2007, maio/jun., vol. 82, n. 3.

[40] TEPPO, L.; PAKKANEN, M.; HAKULINEN, T. Sunlight as a risk factor of malignant melanoma of the skin. *American Cancer Society,* 2006, Jun. 27, vol. 41, p. 2018-2027.

[41] RIGEL, D. S. Malignant Melanoma: Perspectives on Incidence and Its Effects on Awareness, Diagnosis, and Treatment. *CA: A Cancer Journal for Clinicians*, 1996, Jul./Aug., vol. 46, p.195-198.

[42] MACLENNAN, R.; GREEN, A. C.; MCLEOD, G.R.C.; MARTIN, N. G. Increasing Incidence of Cutaneous Melanoma in Queensland, Australia. JNCI: *Journal of The National Cancer Institute,* 1992, vol. 84, p. 1427-1432.

[43] INGRID, A. F.; MEI, V. D.; PONSONBY, A. L.; ENGELSEN, O.; PASCO, J. A.; MCGRATH, J. J.; EYLES, D. W.; BLIZZARD, L.; DWYER, T.; LUCAS, R.; JONES, G. The High Prevalence of Vitamin D Insufficiency across Australian Populations Is Only Partly Explained by Season and Latitude. *Environmental Health Perspectives,* 2007, Apr. 17; vol. 115, n. 8, p. 1132-1139.

[44] HUBBARD, W.K. FDA notice regarding levothyroxine sodium. Federal Register 1997, Aug. 14, vol. 62, n. 157, p. 1-10.

[44] PATEL, H.; APRYLL, S.; RICHARD, D.; ADEL, S. The effect of excipients on the stability of levothyroxine sodium pentahydrate tablets. *International Journal Of Pharmacy*, 2003, Oct. 02, vol. 264, n. 1-2, p. 35-43.

[45] DANZI, S.; KLEIN, I. Recent considerations in the treatment of hypothyroidism. North Shore University Hospital (EUA). *Current Opinion In Investigational Drugs,* 2008, Apr., vol. 9, n. 4, p. 357-362.

[46] BERGTHORSDOTTIR, R.; ZACHRISSON, M. L.; ODEN, A. J.; GUDMUNDUR. Premature Mortality in Patients with Addison's Disease. *The Journal Of Clinical Endocrinology & Metabolism*, 2006, vol. 91, n. 12, p. 4849-4853.

[47] BARBOSA, G. A. et al. A saúde dos médicos no Brasil. Conselho Federal de Medicina. Brasília, 2007. 220p.

[48] ASSOCIAÇÃO MÉDICA BRASILEIRA; Conselho Federal de Medicina; Confederação dos Médicos do Brasil; Federação Nacional dos Médicos. Pesquisa: Planos de Saúde. Instituto de Pesquisas Datafolha, 2002, jun. Disponível em: <http://www.amb.org.br/inst_pesquisa_planos.php3>. Acesso em: 16 out. 2010.

[49] CONSELHO REGIONAL DE MEDICINA DO ESTADO DE SÃO PAULO. Denúncias e processos relacionados ao exercício profissional da medicina no Estado de São Paulo no período de 2000 a 2006. São Paulo, 2007, 9 de outubro. Disponível em: <http://www.cremesp.org.br/library/modulos/sala_imprensa/arquivos/denuncias_cremesp.pdf>. Acesso em: 16 out. 2010.

[50] COUTO, A. Curso de Direito Médico, Colégio Brasileiro de Cirurgiões, agosto, 2003.

[51] ANTONIO FERREIRA COUTO FILHO, 2002. 2. ed. rev. p. 15-17. O direito do médico diante do pré-julgamento do "erro médico".

Visite nosso site e conheça estes e outros lançamentos

www.matrixeditora.com.br

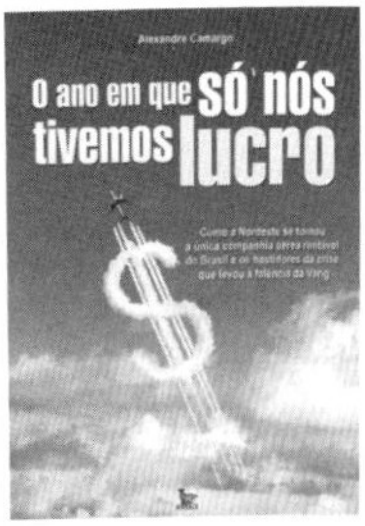

O ano em que só nós tivemos lucro
Autor: Alexandre Camargo
Este é um livro que interessa tanto aos ex-funcionários e àqueles que já voaram pela Varig, pela Rio-Sul ou pela Nordeste quanto àqueles que querem saber mais sobre um importante momento da aviação brasileira. A riqueza de informações e o texto envolvente vão interessar também aos que gostam de um bom *case* de marketing, de iniciativas empresariais ousadas e de conhecer os bastidores de uma grande corporação.

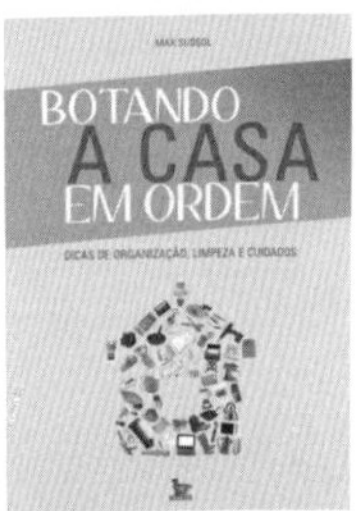

Botando a casa em ordem
Autor: Max Sussol
Manter a casa em ordem vai muito além de uma simples faxina e colocar as coisas nos armários. Ainda bem que este livro chegou para facilitar a sua vida. *Botando a casa em ordem: dicas de organização, limpeza e cuidados* reúne centenas de dicas e truques que irão facilitar bastante seu dia a dia em meio a tantas tarefas. Uma obra para ter sempre à mão e consultar a todo momento.

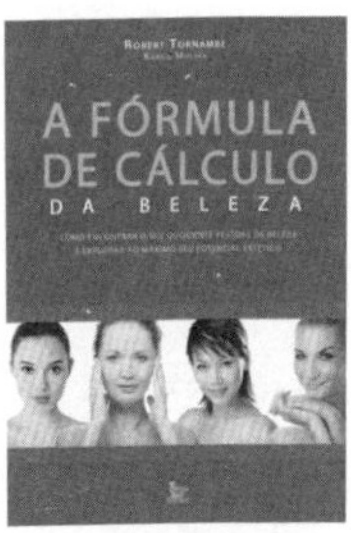

A fórmula de cálculo da beleza
Autores: Robert Tornambe e Karen Moline
O doutor Robert Tornambe desenvolve aqui a noção de Quociente de Beleza (QB) e defende que a cirurgia plástica não é o único caminho para alguém se sentir e parecer bonito. Neste livro você vai aprender que é a interação entre elementos como a maquiagem, as roupas, os cabelos e a postura que determina, de certa forma, a beleza de uma pessoa – e não algumas características físicas isoladas. Saiba como realçar seus pontos fortes e disfarçar os fracos para elevar seu Quociente de Beleza.

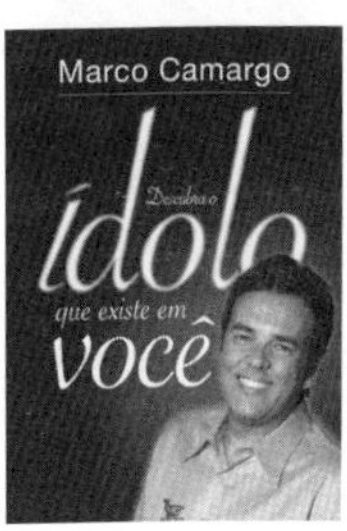

Descubra o ídolo que existe em você
Autor: Marco Camargo
Utilizando suas famosas frases dirigidas aos candidatos do programa *Ídolos*, Marco Camargo faz um paralelo entre o mundo da música e o do restante dos mortais. Em cada capítulo você encontra lições fundamentais para alcançar o sucesso, seja na vida artística, seja em qualquer outra área ou mesmo no dia a dia.

MATRIX